《伤寒论》讲记

主　编　高建忠　杨继红

副主编　王　平　裴晋云　余　晖

山西出版传媒集团　山西科学技术出版社

·太原·

图书在版编目（CIP）数据

《伤寒论》讲记/高建忠，杨继红主编. — 太原：
山西科学技术出版社，2025.1. — ISBN 978-7-5377
-6453-7

Ⅰ. R222.22

中国国家版本馆CIP数据核字第2025GV7730号

《伤寒论》讲记
《SHANGHANLUN》JIANGJI

出 版 人	阎文凯
主 编	高建忠　杨继红
策 划 编 辑	宋 伟
责 任 编 辑	翟 昕
封 面 设 计	吕雁军

出 版 发 行　山西出版传媒集团·山西科学技术出版社
　　　　　　　地址：太原市建设南路21号　邮编：030012
编辑部电话　0351-4922078
发行部电话　0351-4922121
经　　　销　各地新华书店
印　　　刷　山西和众印刷科技有限公司

开 本	880mm×1230mm　1/32
印 张	6.25
字 数	130千字
版 次	2025年1月第1版
印 次	2025年1月山西第1次印刷
书 号	ISBN 978-7-5377-6453-7
定 价	45.00元

编委会名单

主　编　高建忠（山西省中西医结合医院）
　　　　杨继红（山西中医药大学）

副主编　王　平（山西中医药大学）
　　　　裴晋云（山西中医药大学附属医院）
　　　　余　晖（北京中医药大学东直门医院）

编　委（以姓氏笔画为序）
　　　　王　平（山西中医药大学）
　　　　史俊芳（山西中医药大学）
　　　　齐　铮（山西中医药大学）
　　　　闫娟娟（山西中医药大学）
　　　　余　晖（北京中医药大学东直门医院）
　　　　苏宏权（山西中医药大学）
　　　　杨继红（山西中医药大学）
　　　　高建忠（山西省中西医结合医院）
　　　　裴晋云（山西中医药大学附属医院）

编写说明

本书是山西省中医药管理局"山西省中医经典名方推广项目"成果之一，旨在"弘扬中医，发掘经典，推广经典名方，服务临床"。本书以"讲记"的形式编写，内容涉及经典与临床、方剂与案例，可供中医临床医生和中医爱好者阅读。

目　录

太阳病……………………………… 001

阳明病……………………………… 027

少阳病……………………………… 060

少阴病……………………………… 073

太阴病……………………………… 085

厥阴病……………………………… 093

关于三阳病与三阴病的发病机理……… 101

知伤寒，当知温病；知外感，当知内伤 105

经典方剂治疗皮肤病………………… 110

高建忠治疗发热……………………… 154

主要参考书目………………………… 191

太阳病

（1）

发热了，怎么办？

天寒，晚归，夜半恶寒、身痛，移时发热、头痛。

采一握麻黄，煎汤饮下，昏昏沉睡去，醒来时遍身汗出，恶寒、发热、头身疼痛已无，周身清爽。

麻黄，煎汤口服，可以发汗，可以治疗恶寒、发热、身痛。口口相传，后被文字记录传承。

《神农本草经》中记录麻黄："味苦，温。主中风伤寒头痛，温疟，发表出汗，去邪热气，止咳逆上气，除寒热，破癥坚积聚。"《名医别录》中记录："麻黄，微温，无毒。主五脏邪气缓急……通腠理，疏伤寒头痛，解肌……不可多服，令人虚……生晋地及河东，立秋采茎，阴干令青。"

麻黄煎汤口服，可以发汗，可以祛邪，可以温通。

部分患者服用麻黄煎汤后心烦，或烦躁不安，尤其是在汗出前。

怎么办？

把煎汤过程中汤液上面的浮沫撇去，似乎能减少心烦的出现。《本草纲目》中记录："弘景曰：用之折去节根，水煮十余沸，以竹片掠去上沫，沫令人烦，根节能止汗故也。"

麻黄，去节，煮，去上沫。

在较长时间的使用过程中，我们的先人们发现麻黄煎汤内服仍存在不少问题，尤其是用量不好掌握。用量过小，病人服用后不汗出而烦躁；用量过大，病人服用后汗大出而不止。

怎么办？

加点甘草。加上甘草后麻黄用量相对好把握，疗效相对较稳定。

于是，由单味麻黄煎汤发展为麻黄配甘草煎汤，由单味药治病发展为复方治病。

麻黄配甘草，有人服用后心悸，甚至心悸不休。

怎么办？

加一味桂枝。

麻黄、甘草中配入桂枝，能明显减少心悸的发生，且桂枝有助于麻黄发汗，能明显减少方中麻黄的用量，全方疗效更为确切。

部分患者有呼吸急迫或喘促、咳嗽的表现，单用麻黄、桂枝、甘草，这组症状缓解不是很理想。

再加入一味杏仁，明显提高了这组症状的缓解效果，且全方的疗效更为稳定。

这样，在漫长的反复使用过程中，形成了一张组成相对固定、疗效相对稳定、主治相对明确的方剂，取名麻黄汤。张仲景把麻黄汤和麻黄汤证用文字记录在《伤寒论》中：

麻黄汤方："麻黄三两去节，桂枝二两去皮，甘草一两炙，杏仁七十个去皮尖。上四味，以水九升，先煮麻黄，减二升，去上沫，纳诸药，煮取二升半，去滓，温服八合。覆取微似汗，不须啜粥，余如桂枝法将息。"

《伤寒论》第35条："太阳病，头痛发热，身疼腰痛，骨节疼痛，恶风无汗而喘者，麻黄汤主之。"

一两是多少克？处方时麻黄汤的用量如何把握？

经方剂量的折算问题，很多学者在研究考证。汉代的度量衡是什么样的？汉代的一两相当于现在的多少克？

有一个问题需要面对：经方，《伤寒论》中所记录的经方，一定是出自汉代吗？113方一定是出自同一时代吗？

还有，经方所用剂量一定符合汉代的度量衡吗？"古量今病"还适合吗？

明代医家李时珍在《本草纲目》中说："今古异制，古之一两，今用一钱可也。"

明、清两代，很多医家依"古之一两，今用一钱"使用经方，取得了很好的疗效。近现代很多医家也依这一用量使用，一两折算为一钱，一钱约折算为 3 克，或三钱约折算为 10 克。

方中杏仁也不一定要用七十个，使用常用量即可。

这样，麻黄汤的常用量可以是：麻黄 9 克，桂枝 6 克，杏仁 9 克，甘草 3 克。

当然，处方时，还要考虑病证的轻重、体质的强弱、年龄的大小、气候的冷暖等，在一定剂量范围内适宜增减。

同时，既要考虑方中每一味药物的绝对用量，也要考虑方中每一味药物的相对用量。如麻黄汤中麻黄、桂枝、甘草的用量比为 3 : 2 : 1。

　　黄汉栋　夜行风雪中，冒寒，因而恶寒，时欲呕，脉浮紧，宜麻黄汤。

　　生麻黄三钱　川桂枝三钱　光杏仁三钱　生甘草钱半

　　拙巢注：汉栋服后，汗出，继以桔梗五钱，生甘草三钱，泡汤饮之，愈。

这是近代医家曹颖甫所著《经方实验录》中的一则案例。

天冷受寒，恶寒为首发症状，脉见浮紧，用麻黄汤发汗而愈。成人麻黄、桂枝、杏仁的用量为 10 克左右，甘草少量。

曹颖甫说："发热恶寒无汗，而两脉浮紧者，投以麻黄汤，无不应手奏效。"

章某，男，27岁，患者因夜间受寒，次日咳喘频频，恶寒高热，头痛身酸。诊见：高热而无汗出，脉浮紧而数。函投麻黄汤一剂，并令服药后盖被发汗，避风寒。次日高热退却，诸症亦随汗而解。

麻黄汤：麻黄9克　桂枝6克　杏仁9克　甘草3克

这是当代医家门纯德所著《名方广用》中的一则案例。

夜间受寒，恶寒、高热、头痛、身酸、无汗，伴咳喘，脉浮紧数，用麻黄汤汗出而解。处方中，麻黄、桂枝、甘草的用量比是3：2：1。

需注意，麻黄汤"函投"是有一定风险的。

服用麻黄汤后要求"温服""覆取"。

重要吗？

很重要。

不"温服""覆取"，不易得汗。汗不出则证不解。

刘某，男，21岁，住沅江小波公社新华五队。

患尿频尿急，解时茎中刺痛，尿量甚少，并伴有身痛腰酸，口不干渴，脉浮缓。农村无化验设备，小便未查，是否为泌尿系急性炎症所致，不得而知。但从身痛、腰酸、脉浮看，病为在表、在早期，从口不干渴及脉缓看，病未化热。综观全局，不论在里有无急性炎症，亦当以治表为主。时为阳历五月，拟麻黄汤加知母，嘱其煎成冷服，不得热服。

麻黄5克　桂枝9克　杏仁9克　甘草6克　知母15克。

患者依法服用，两剂而症状大减，四剂而诸证悉除。古方麻黄汤发汗，得汗即不再服，本例服四剂，无明显汗出而病告愈，妙用在于服法。桂枝汤啜热粥以助药力，人所共知；麻黄汤冷服以减其发汗之力，并有利水之效，则大论所未言。故书贵活读，方贵活用。

胡老说："麻黄汤本为伤寒太阳表实证发汗解表之方，服后宜温覆，余常用本方加知母，煎成冷服，不温覆，以治病候之须解表利水两法并行者，每收良效。"

这是《中国百年百名中医临床家丛书·胡天雄》中的一则案例。

本案是淋证，不是伤寒，用麻黄汤不取其汗出。麻黄汤不温服，甚至冷服，也不温覆，通常是不会汗出的。当然，方中麻黄用量小于桂枝，加入较大剂量知母，也会影响汗出。

恶寒、发热、无汗、头身疼痛，都可以用麻黄汤发汗来治疗吗？

不一定。

汗法只能用来治疗邪气在表，治疗表证。不能用于治疗里证。

如何辨表里？

脉证合参。

脉证合参，辨证论治，是《伤寒论》为中医学奠定的临床规范。

《伤寒论·辨脉法》中说："寸口脉浮为在表，沉为在里。"

《伤寒论》第51条："脉浮者，病在表，可发汗，宜麻黄汤。"

《伤寒论》第52条："脉浮而数者，可发汗，宜麻黄汤。"

强调使用麻黄汤，需要脉浮。

恶寒、发热、无汗、头身疼痛，如脉不浮，通常是不可以用麻黄汤发汗来治疗的。

天寒地冻，或汗出感受阴风，每每可以引起恶寒、发热、头身疼痛这一类病证。起个病名？

伤寒。

伤寒起病的首发症状是什么？

恶寒。

伤寒病证会有一系列变证（传变），给恶寒、发热、脉浮这一类病证起个病名？

太阳病。

《伤寒论》第1条："太阳之为病，脉浮，头项强痛而恶寒。"

《伤寒论》第3条："太阳病，或已发热，或未发热，必恶寒，体痛，呕逆，脉阴阳俱紧者，名为伤寒。"

伤寒，病起于太阳病，第1条、3条、35条记录的脉证是伤寒初起太阳病的典型脉证，因此又称为"伤寒"（代表伤寒）。

综合上述3个条文的见症有：恶寒（恶风）、发热、头痛、身疼、腰痛、骨节疼痛、无汗、气喘，是伤寒初起的主要症状，用麻黄汤治疗，后人称为"伤寒八证"或"麻黄八证"。

麻黄汤所治疗的太阳病所表现的"伤寒八证"，再加脉浮紧，合称"麻黄汤证"。

见到"伤寒八证"都可以用麻黄汤治疗吗？

不一定。

《伤寒论》第218条："伤寒四五日，脉沉而喘满，沉为在里，而反发其汗，津液越出，大便为难，表虚里实，久则谵语。"

脉不浮，不可以用麻黄汤。

《伤寒论》第49条："脉浮数者，法当汗出而愈。若下之，身重心悸者，不可发汗，当自汗出乃解。所以然者，尺中脉微，此里虚，须表里实，津液自和，便自汗出愈。"

《伤寒论》第50条："脉浮紧者，法当身疼痛，宜以汗解之。假令尺中迟者，不可发汗。何以知然？以荣气不足，血少故也。"

尺脉异常，见阴脉，如脉微、脉迟，不可以用麻黄汤。

用麻黄汤，需见到"脉阴阳俱紧"。

尺脉微、尺脉迟提示里虚。伤寒夹虚，不可强行取汗。

宋代医家许叔微在《伤寒九十论》中载一案：

"乡人邱忠臣，寓毗陵荐福寺，病伤寒，予为诊。视其发热、头疼、烦渴，脉虽浮数，无力，自尺以下不至。予曰：虽麻黄证而尺迟弱，仲景云：尺中迟者，营气不足，血气微少，未可发汗。予于建中汤加当归、黄芪，令饮之。翌日，病者不耐，其家晓夜督发汗药，其言至不逊。予以乡人隐忍之，但以建中调理而已。及六七日，尺脉方应，遂投以麻黄汤，啜第二服，狂言烦躁且闷，须臾稍定，已中汗矣，五日愈。"

临床上，尺脉不应，不一定只有先用小建中汤后用麻黄汤这一途。但是，直接使用麻黄汤是一定不可以的。

麻黄汤证，都可以用麻黄汤治疗吗？

麻黄汤证，用麻黄汤治疗，多能汗出身和而愈。但这种治疗往往针对的是平素身体相对阴阳平和的人。临床上，要注意体质特殊的人和有宿病的人，使用麻黄汤要慎重，很多情况下不能使用或不可以单独使用。特殊体质的人，如阴虚之人、血虚之人、阳虚之人、表虚之人等；有宿病的人，即长期患有慢性病的人，如疮疡长期不愈的人、淋涩长期不愈的人、反复失血的人等，临床问诊时一定要问及宿病和伴随症状，望诊时要注意其体质。

《伤寒论》中对这一类情况做了举例说明。第 83 条至 89 条："咽喉干燥者，不可发汗。""淋家，不可发汗，发汗必便血。""疮家，虽身疼痛，不可发汗，发汗则痉。""衄家，不可发汗，汗出必额上陷，脉急紧，直视不能眴，不得眠。""亡血家，不可发汗，发汗则寒栗而振。""汗家，重发汗，必恍惚心乱，小便已阴疼，与禹余粮丸。""病人有寒，复发汗，胃中冷，必吐蛔。"

需要注意的是，有一部分病证，即使不是长期不愈或反复发作，在它起病时也可以表现为类麻黄汤证，如淋证、脓疡等，这时需要医者认真辨别病证是不是起于受寒。这类病证，往往不能使用麻黄汤或单用麻黄汤治疗。

麻黄汤证，见喘而胸满，不大便，可以用麻黄汤治疗吗？

如果只是胸满，不伴腹满，且舌质不红，舌苔不腻，就可以用麻黄汤治疗。

倘麻黄汤证，伴腹满，不大便，舌苔已腻，则不可以用（或不可以单用）麻黄汤治疗。

《伤寒论》第 36 条："太阳与阳明合病，喘而胸满者，不可下，宜麻黄汤。"

麻黄汤治疗伤寒初起者。

伤寒，病程已有 10 日之久，仍然表现为麻黄汤证，可以用麻黄汤治疗吗？

可以。判断病证传变与否，主要依靠脉与症，病程长短只是参考因素。

《伤寒论》第 37 条："太阳病，十日以去，脉浮细而嗜卧者，外已解也。设胸满胁痛者，与小柴胡汤。脉但浮者，与麻黄汤。"

有小柴胡汤脉证用小柴胡汤，有麻黄汤脉证用麻黄汤。

《伤寒论》第 4 条："伤寒一日，太阳受之，脉若静者，为不传；颇欲吐，若躁烦，脉数急者，为传也。"

《伤寒论》第 5 条："伤寒二三日，阳明少阳证不见者，为不传也。"

太阳病传变与否，以脉、症为凭，不拘执于发病日数。

中医辨证，以脉、症为凭。

衄家，不可以用麻黄汤。

倘麻黄汤证见鼻衄，可以用麻黄汤治疗吗？

可以。

《伤寒论》第 55 条："伤寒，脉浮紧，不发汗，因致衄者，麻黄汤主之。"

宋代医家许叔微在《伤寒九十论》中载一案：

"里人秦氏子得伤寒，发热身疼，骨节疼痛，恶风无汗。或者劝其不须服药，待其自安。如是半月矣而病不除，不得已召医治之。医至问日数，又不审其脉与外证，但云已过期矣，不可汗下矣，且与调气药以正气。复延予，予诊其脉，浮涩而紧大，此麻黄证无疑者。但恐当汗不汗，化为衄血，必有是证。言未已，衄血作。予急以麻黄汤与之，继之以犀角地黄汤，血止汗解愈。"

麻黄汤证见鼻衄，先以麻黄汤汗解，继以犀角地黄汤凉血。

麻黄汤证，当汗不汗，易发衄血。

临床上，麻黄汤证见鼻衄，可随证加用适量清热或凉血之药，较单用麻黄汤为妥。

麻黄汤证为表气郁闭。郁闭较甚，郁热动血，可致鼻衄。鼻衄在一定程度上有泄郁之效。

《伤寒论》第46条："太阳病，脉浮紧，无汗，发热，身疼痛，八九日不解，表证仍在，此当发其汗。服药已微除，其人发烦目瞑，剧者必衄，衄乃解。所以然者，阳气重故也。麻黄汤主之。"

气有余便是火。阳气郁闭较久，加之麻黄汤性热，两阳相合，出现郁热，因此说"阳气重"。衄血可让郁热随衄而泄，因此说"衄乃解"。

个别案例，也可见到麻黄汤证单由衄血而解者。

《伤寒论》第47条："太阳病，脉浮紧，发热，身无汗，自衄者，愈。"

麻黄汤证，如有郁热倾向或可能者，随证加用适量清热或凉血之药，可减少发烦、鼻衄的发生。通常不主张麻黄汤证由衄而解，易发变证。

> 一人病伤寒六七日，忽然衄血，日夜不止，神情昏迷。延余诊视，身凉而润，脉微细欲绝。此伤寒当汗不汗，热邪入荣分，邪从衄解。今衄不止，血脱气亦随之而脱，不急补气，毙不待言。急以独参汤频频饮之，其衄顿止，人事清醒。此则前人所谓气固血自止之意也。
>
> 独参汤
>
> 党参31克或62克，水煎连服二煎。

这是当代医家王修善所著《王修善临证笔记》中的一则案例。

当汗不汗，郁热动血，衄血不止，转为危证。

麻黄汤是发汗峻剂，祛寒开闭捷速，但也有伤正、增热之弊，阳虚者伤阳，阴虚者伤阴，血虚者伤血，津亏者伤津，有热者助热。《医宗金鉴》中说："此方为仲景开表逐邪发汗第一峻药也。""然此为纯阳之剂，过于发汗，如单刀直入之将，用之若当，一战成功；不当，则不戢而召祸。"

《门纯德中医临证要录》中记述："那是一位自张家口抬回的26岁男子，叫孟某，得了伤寒，已高热一月余。当时诊见：四肢厥冷，高热，欲寐不寐，脉搏沉而难以触及……我当时按四时外感论治，用了九味羌活汤。患者头一天晚上服了药，第二天五点多就死了。这就是不识《伤寒论》、不懂仲景的害处。"

九味羌活汤与麻黄汤都是汗法的代表方剂，都有发汗开太阳之效。误用汗法，误用麻黄汤和九味羌活汤，都可能引发变证。而二方中，麻黄汤较九味羌活汤尤峻。

（2）

伤寒，恶寒、无汗，治用麻黄汤（或其他发汗法），汗出病不愈，表现为发热、汗出、恶风、周身不适。

该如何治疗？

汗出热不退，不能再用汗法，不能再用麻黄和麻黄汤。

用桂枝。

桂枝煎汤服，在一定程度上可以减缓汗出、恶风和周身不适。

在使用桂枝的基础上，加入甘草，比单用桂枝疗效要好一些。

使用桂枝、甘草，一部分发热、汗出疗效不够好。

加一味芍药，明显提高了疗效，且疗效较为稳定。

很多发热、汗出、恶风的患者，面色惨淡、身体偏瘦、纳食欠佳，在使用桂枝、芍药、甘草的基础上，加入适量生姜、大枣，可在较短时间内明显改善患者的身体状况，且能更进一步提高治疗发热、汗出、恶风的效果。

这样，在漫长的反复使用过程中，形成了又一张组成相对固定、疗效相对稳定、主治相对明确且有适宜煎服法的方剂，取名桂枝汤，用文字记录在《伤寒论》中。

桂枝汤方："桂枝三两去皮，芍药三两，甘草二两炙，生姜三两切，大枣十二枚擘。"

《伤寒论》第12条："太阳中风，阳浮而阴弱，阳浮者，热自发，阴弱者，汗自出，啬啬恶寒，淅淅恶风，翕翕发热，鼻鸣干呕者，桂枝汤主之。"

脉浮、汗出、恶风、发热，伴见鼻鸣、干呕，用桂枝汤治疗。

> 余尝于某年夏，治一同乡杨兆彭病。先，其人畏热，启窗而卧，周身热汗淋漓，风来适体，乃即睡去。夜半，觉冷，覆被再睡，其冷不减，反加甚。次日，诊之，病者头有汗，手足心有汗，背汗不多，周身汗亦不多，当予桂枝汤原方：
>
> 桂枝三钱　白芍三钱　甘草一钱　生姜三片　大枣三枚
>
> 又次日，未请复诊。后以他病来乞治，曰："前次服药后，汗出不少，病遂告瘥。药力何其峻也？"然安知此方乃吾之轻剂乎？

这是近代医家曹颖甫所著《经方实验录》中的一则案例。

曹颖甫说："桂枝汤一方，予用之而取效者屡矣。"

本案非汗后而得，起病即为桂枝汤证，大概与季节、气候有关。

案中桂枝汤用量为临床常用量。

桂枝去皮，去皮是什么意思？

现在的中药房中有肉桂和桂枝两种药，其中桂枝是有皮的，并且主要功效在于皮。如果桂枝去皮，就会失去桂枝的作用。

那么，既然《伤寒论》中说桂枝去皮，是不是桂枝汤中所用的桂枝是肉桂呢？去肉桂表面的粗皮呢？

《神农本草经》中只记录有菌桂和牡桂。菌桂"味辛，温。主百病，养精神，和颜色，为诸药先聘通使"。牡桂"味辛，温。主上气、咳逆、结气，喉痹，吐吸，利关节，补中益气"。

宋代医家许叔微在《伤寒发微论·论桂枝肉桂》中说："仲景桂枝汤用桂枝者，盖取桂之枝梢细薄者尔，非若肉桂之肉厚也。盖肉桂厚实，治五脏用之者，取其镇重也。桂枝轻扬，治伤寒用之，取其发散也。"

《医宗金鉴》中说："桂枝汤方，桂枝下有'去皮'二字。夫桂枝气味辛甘，全在于皮，若去皮是枯木矣，如何有解肌发汗之功？宜删此二字，后仿此。"

从临床来看，治疗太阳中风，桂枝汤中用桂枝作用较好，且明清临床家们也大多使用的是桂枝，用桂枝是经得起临床检验的。

《金匮要略》中肾气丸方中所用的桂枝后世医家多用肉桂。

芍药？

药房中有赤芍药，有白芍药，桂枝汤中所用芍药是赤芍药还是白芍药？

《神农本草经》和《名医别录》中不分赤芍药、白芍药。《神农本草经》中记录："味苦，平。主邪气腹痛，除血痹，破坚积，寒热疝瘕，止痛，利小便，益气。"《名医别录》中记录："味酸，微寒，有小毒。主通顺血脉，缓中，散恶血，逐贼血，去水气，利膀胱、大小肠，消痈肿，时行寒热，中恶，腹痛，腰痛。"

现在药房中所用白芍药为毛茛科植物芍药的根，赤芍药为毛茛科植物草芍药或川芍药的根。

后世医家在临床上，多用白芍药的酸寒养血敛阴，多用赤芍药的辛寒活血凉血。桂枝配芍药，如用于调和营卫，治疗太阳病，多用桂枝配白芍药；如用于调畅血脉，治疗瘀阻类病症，可用桂枝配赤芍药。

桂枝汤方如何煎？如何服？

《伤寒论》："上五味，㕮咀三味，以水七升，微火煮取三升，去滓，适寒温，服一升。服已须臾，啜热稀粥一升余，以助药力，温覆令一时许，遍身漐漐微似有汗者益佳，不可令如水流漓，病必不除。若一服汗出病瘥，停后服，不必尽剂。若不汗，更服依前法。又不汗，后服小促其间，半日许，令三服尽。若病重者，一日一夜服，周时观之。服一剂尽，病证犹在者，更作服。若汗不出，乃服至二三剂。"

哎咀，微火煮，适寒温服，啜热稀粥，温覆，遍身微似有汗，汗出病瘥停后服，不汗后服小促其间。

中药治病，煎服法很重要。

服桂枝汤期间有忌口吗？

《伤寒论》："禁生冷、黏滑、肉面、五辛、酒酪、臭恶等物。"

中医临床上，忌口特别重要。

为什么说"太阳中风"？

脉浮，仍然是太阳病。

但桂枝汤证的脉浮，不是脉浮紧，而是脉浮缓，同时有汗出，不同于太阳伤寒的无汗。

是太阳病，但不是伤寒，另取一名为中风。因此说"太阳中风"。

《伤寒论》第2条："太阳病，发热，汗出，恶风，脉缓者，名为中风。"

中风，也可以见到头痛。《伤寒论》第13条："太阳病，头痛，发热，汗出，恶风，桂枝汤主之。"

太阳中风，即桂枝汤证，表现为发热、汗出、恶风、脉浮缓，可伴见头痛、鼻鸣、干呕等。

患者姜某，男，41岁。因感冒数次服平热散汗剂太多，遂至全身酸痛无力，动则汗出，食睡不佳，心悸短气。似此小恙，竟病休 50 余天。就诊时，脉象缓弱无力，舌淡苔白。虽时值严冬，尚自汗津津。证属营卫不和，令服桂枝汤二剂。服药后自汗大减，只觉体轻身爽，诸症若失。后以饮食调养几天而愈。此类病证，如予阿司匹林、去痛片之类，一汗再汗，不符合治疗原则；如予银翘散、桑菊饮等辛凉解表剂，会使肌表更虚，同样不对证。余用桂枝汤治疗表虚外感久不愈者数百例，一般服一二剂，即获隔夜之效。

桂枝汤方：桂枝 9 克　白芍 9 克　生姜 9 克　甘草 6 克　大枣 4 枚

这是当代医家门纯德所著《名方广用》中的一则案例。

感冒不愈，全身酸痛，自汗津津，脉象缓弱，病位在表，用桂枝汤调和营卫而愈。

有桂枝汤证，用桂枝汤方治疗，可获隔夜之效。

服桂枝汤，"汗出病瘥""若不汗"再服。桂枝汤是发汗剂吗？

不是。

汗出是服桂枝汤取效的表象，是营卫调和的结果。桂枝汤有调和营卫的作用，没有发汗的作用。

相反，桂枝汤可以通过调和营卫治疗营卫不和引起的汗出病证。

《伤寒论》第 53 条："病常自汗出者，此为荣气和，荣气和者，外不谐，以卫气不共荣气谐和故尔。以荣行脉中，卫行脉外。复发其汗，荣卫和则愈，宜桂枝汤。"

《伤寒论》第 54 条："病人脏无他病，时发热自汗出而不愈者，此卫气不和也，先其时发汗则愈，宜桂枝汤。"

不是伤寒，只是自汗出，也可以伴有不定时身热，没有其他里证，治用桂枝汤调和营卫。

某老年妇女，内脏没有发现任何病变，只是每日出汗数十次，骤作汗出，刹那即止，延绵 3 年之久不愈。并发精神倦怠，心神恍惚不安，易于感冒等证。治以桂枝汤。

桂枝 12 克　白芍 12 克　炙甘草 15 克　生姜 3片　大枣 3 枚

水煎服，日服 1 剂，服到 10 剂后，出汗已痊愈。

这是当代医家赵明锐编著的《经方发挥》中的一则案例。

自汗，"脏无他病"，无热证，无实证，治用桂枝汤，10 剂愈。汗为心液，且见心神恍惚不安，方中用较大剂量的炙甘草益气养心。

治疗伤寒、中风，服用麻黄汤、服用桂枝汤，取效的标志是汗出。如病重药轻，服药后没有汗出症解，反而出现烦热、烦闷等不适表现，该怎么办？

可以再剂。《伤寒论》中说："若不汗，更服依前法。"

麻黄汤、桂枝汤通过"开太阳"治疗太阳病，服后是需要汗出的。

但需要注意，麻黄、桂枝都是温热之品，若再剂不能及时汗出，麻、桂剂可能引起里热而加重烦热、烦闷的表现，甚至引起变证。

还有一种办法，辅以针刺取汗。《伤寒论》第 24 条："太阳病，初服桂枝汤，反烦不解者，先刺风池、风府，却与桂枝汤则愈。"

当然，如果有明显里热证出现时，则需更用他方。

恶寒、发热、头身疼痛，但症状较轻，也没有明显汗出，脉象表现为浮弱而非浮紧。

此时该怎么治疗？可以用麻黄汤发汗吗？

脉弱而不紧，应该慎用麻黄汤，先试用桂枝汤。

《伤寒论》第 42 条："太阳病，外证未解，脉浮弱者，当以汗解，宜桂枝汤。"

麻黄汤证，服用麻黄汤，汗出症解。但过半天后，病人又感觉周身烦热，脉象不静而显浮数。

此时该怎么治疗？可以再用麻黄汤吗？

如没有里热见症，仍当治太阳。已用麻黄汤汗出，通常不再用麻黄汤发汗，用桂枝汤。

《伤寒论》第 57 条："伤寒发汗已解，半日许复烦，脉浮数者，可更发汗，宜桂枝汤。"

麻黄汤证，用麻黄汤。因畏惧麻黄力峻，处方时少用麻黄，多用桂枝，即桂枝用量大于麻黄用量，可以吗？或者畏惧麻黄汤力峻，不用麻黄汤而用桂枝汤治疗，可以吗？

通常是不可以的。

麻黄汤方中发汗倚重于麻黄，一方中桂枝用量大于麻黄用量，不利于麻黄发汗开表。

桂枝汤用于麻黄汤证患者，没有发汗的作用。表闭汗不出，桂枝汤温热，服药后易生里热而引起变证。

《伤寒论》第 16 条："桂枝本为解肌，若其人脉浮紧，发热汗不出者，不可与之也。常须识此，勿令误也。"

"常须识此"，识什么呢？

临证处方以方治证，必须方证对应。桂枝汤不可以治疗麻黄汤证，麻黄汤也不可以治疗桂枝汤证。中医临床多是通过治证达到治病目的的。

恶寒、发热、脉见浮，数日不大便，口不干，咽不痛，腹不胀。

该如何治疗？可以通下大便吗？

恶寒、发热、脉见浮，病位在表，太阳病，治疗当开太阳。虽然数日不大便，但口不干、咽不痛、腹不胀，不考虑阳明病，不可以通下大便。

太阳病被误下后，脉仍浮，里证未见，该如何治疗？

脉浮，邪未陷，仍治太阳，用桂枝汤。

《伤寒论》第 44 条："太阳病，外证未解，不可下也，下之为逆，欲解外者，宜桂枝汤。"

《伤寒论》第 45 条："太阳病，先发汗不解，而复下之，脉浮者不愈。浮为在外，而反下之，故令不愈。今脉浮，故在外，当须解外则愈，宜桂枝汤。"

第《伤寒论》第 15 条："太阳病，下之后，其气上冲者，可与桂枝汤，方用前法。若不上冲者，不得与之。"

麻黄汤证，经过一系列误治后，怎么办？如经过汗、吐、下等诸法治疗，仍然未愈，可不可以试用桂枝汤"调和"来治疗？

桂枝汤外可调营卫，内可和脾胃，临床用途较广，但也只能用于治疗有桂枝汤证者。

麻黄汤证经过一系列误治后，不愈，此时需反思：一开始辨为麻黄汤证是不是正确？每一次误治后病证发生了什么样的变化？经过一系列误治后现在是什么证？现在的证该用什么方治疗？等等。而不能以一张常用的、有调和作用的桂枝汤作为通治方。

《伤寒论》第 16 条："太阳病三日，已发汗，若吐、若下、若温针，仍不解者，此为坏病，桂枝不中与之也。观其脉证，知犯何逆，随证治之。"

方与药，没有好、坏之分，只有对证、不对证之别。以方治证，是中医临床的基本原则。"观其脉证，知犯何逆，随证治之。"此处讲的是坏病的治疗原则，实际上也是中医临床的治疗原则。面对任一病证，不可以预设用某方某药，只能，也必须"随证治之"。

太阳病，经汗法治疗后，发热、恶寒、疼痛症状均解，脉象正常，只是病人尚有身体不舒适的感觉，似乎还没有恢复到发病前，但自己也说不清楚究竟哪儿有明显难受。

此时该怎么办？可以用桂枝汤治疗吗？

通常不需要。只需清淡饮食，静息休养，候气来复。

《伤寒论》第10条："风家，表解而不了了者，十二日愈。"

张某，男，17岁。

1930年，予任巴县中学校校医。时届冬月，学生多患外感，有伤寒，有中风，各因体质之强弱及受邪不同，患病各异，有轻有重。一日下午，一同学扶张某来校医室看病。症见头连项强痛，自汗出，发热，恶风，舌质正常，苔薄白有津，脉浮弱，不数。予曰：此太阳中风证，为表虚之候。治宜用经方桂枝汤温通卫阳，解肌发汗。

桂枝9克　白芍9克　炙甘草6克　生姜9克　大枣9克

二剂，水煎，分三次服，每日一剂。

药后汗出，诸症俱减。二日后复诊：已能自己行动，不需人搀扶。询其尚有何症？曰：觉人晕，四肢乏力，仍微恶风。因思仲景《伤寒论》第10条云"风家，表解而不了了者，十二日愈"之训，续投玉屏风散两剂以善后。

防风6克　白术12克　黄芪18克　甘草3克

二剂，水煎，分三次服，每日一剂。

这是当代医家熊寥笙所著《熊寥笙中医难症诊治心得录》中的一则案例。

本案中，表解而不了了者，用玉屏风散两剂善后。

桂枝汤证的舌象应该是什么？

《伤寒论》中，主要使用脉象结合症状进行辨证，对舌象的记录较少。后世医家在临床实践中，逐渐补充和丰富了舌象在辨证中的应用。

桂枝汤甘、辛，温，用于营卫不和无热、无湿者，舌象应该"如常"，舌质不可以红，舌苔不可以腻。

上案中（张某案），"舌质正常，苔薄白有津"，是桂枝汤证的常见舌象。

倘桂枝汤证见舌红、苔腻者，则不可以用桂枝汤治疗，或者不可以单用桂枝汤治疗。

《伤寒论》中以"酒客"为例说明。

《伤寒论》第 17 条："若酒客病，不可与桂枝汤，得之则呕，以酒客不喜甘故也。"

酒客，嗜酒的人。长期过量饮酒，往往会造成湿热内蕴，平素多见舌质红、舌苔腻。

当然，湿热内蕴之人，如酒客，湿热内蒸，伤阳损气，也可以表现为发热、汗出、恶风等类桂枝汤证，也不可以用桂枝汤治疗。

服桂枝汤后又吐出，是什么原因？

中医临床，对证之药，往往较易入口。药不对证，往往药液口感极差，甚至无法下咽，甚或药入吐出。如黄连煎汤或水渍，心胃火盛之人并不觉得有多苦，而脾胃虚寒之人会感到味道极苦，难以下咽，甚至咽下即吐出。

《伤寒论》中以桂枝汤举例，第19条："凡服桂枝汤吐者，其后必吐脓血也。"

桂枝汤宜于虚寒之体。倘实热（或湿热）之证误服，极易服后吐出，也会助长实热（或湿热）。

阳明病

（1）

发热，服药治疗后，不愈，不大便、小便多、心烦，无恶寒、恶风，脉数有力而不浮。

该如何治疗？

用麻黄、桂枝治疗，都不行。

用大黄。

大黄煎汤服下后，大便泻下，发热退，心烦止。

大黄有通畅大便的作用。《神农本草经》中记录："大黄，味苦、寒，无毒。主下瘀血、血闭，寒热，破癥瘕积聚、留饮宿食，荡涤肠胃，推陈致新，通利水谷，调中化食，安和五脏。"《名医别录》中记录："大寒，无毒。平胃下气，除痰实，肠间结热，心腹胀满，女子寒血闭胀，小腹痛，诸老血留结。"

大黄有泻下、泻热、破结作用。

我们在使用大黄时发现，大黄用量太小不能泻下大便。用量太大，大便泻下后，会出现泄泻，且病人感觉腹部会有不舒服，会影响吃饭。

经反复试验，我们发现在使用大黄的基础上，适量加入枳实、厚朴，能明显在减少大黄用量的前提下提高泻下的作用，且服药后不容易出现腹部的不适。

枳实，《名医别录》中记录其"破结实，消胀满"。

厚朴，《名医别录》中记录其"下气，治霍乱及腹痛，胀满，胃中冷逆，胸中呕逆不止"等。

这样，在反复使用过程中，组成了小承气汤方："大黄四两，酒洗，厚朴二两，炙，去皮，枳实三枚，大者，炙。上三味，以水四升，煮取一升二合，去滓，分温二服。初服汤当更衣，不尔者尽饮之。若更衣者，勿服之。"

取效的标志是"更衣"，即大便通下。

小承气汤用于太阳病已解，心烦、不大便者。

《伤寒论》第 250 条："太阳病，若吐、若下、若发汗后，微烦，小便数，大便因硬者，与小承气汤和之，愈。"

总结这一类病证：只发热，不恶寒，脉不浮，病变关键在于腑气不通，大便不下，治疗需要以大黄为主药"荡涤肠胃"。

给这一类病证取个名字？

阳明病。

《伤寒论》第 180 条："阳明之为病，胃家实是也。"

《伤寒论》第 181 条："不更衣，内实，大便难者，此名阳明也。"

> 梁某，男，28 岁，住某医院。诊断为流行性乙型脑炎。
>
> 住院检查摘要：（略）
>
> 病程与治疗：病已六日，曾连服中药清热、解毒、养阴之剂，病势有增无减。会诊时，体温高达 40.3℃，脉象沉数有力，腹满微硬，哕声连续，目赤不闭，无汗，手足妄动，烦躁不宁，有欲狂之势，神昏谵语，四肢微厥，昨日下利纯青黑水，此虽病邪羁据阳明、热结旁流之象，但未至大实满，而且舌苔秽腻，色不老黄，未可与大承气汤，乃用小承气汤法微和之。
>
> 服药后，哕止便通，汗出厥回，神清热退，诸证豁然，再以养阴和胃之剂调理而愈。

这是当代医家蒲辅周所著《蒲辅周医案》中的一则案例。

高热、脉实、神昏谵语，下利但腹满硬且上哕、目赤、烦躁，且见舌苔秽腻，阳明病腑实证。无恶寒除外太阳病，无寒热往来除外少阳病。治以小承气汤泻下通腑而诸证豁然。

高热神昏腑实，之所以不用大承气汤，是因腹满微硬而未至大实满，舌苔秽腻而未至老黄。

《金匮要略》中说："下利谵语者，有燥屎也，小承气

Empty image

汤主之。"《千金翼》小承气汤：治大便不通，哕数谵语。"
这类论述确从临床中来。

> 史左　阙上痛，胃中气机不顺，前医投平胃散不
> 应，当必有停滞之宿食，纳谷日减，殆以此也，拟小
> 承气汤以和之。
> 生川军三钱，后入　中川朴二钱　枳实四钱
> 拙巢注：服此应手。

这是近代医家曹颖甫所著《经方实验录》中的一则
案例。

两眉之间的位置为阙。阙上痛，指前额痛。

此案不是热病，是杂病，用小承气汤泻下通腑治疗食
积头痛。

《金匮要略》中有用大承气汤治疗宿食的记录。

伤寒，阳明病，是怎么得来的？

往往由伤寒误治损伤津液而得。

《伤寒论》第 181 条："问曰：何缘得阳明病？答曰：太
阳病，若发汗，若下，若利小便，此亡津液，胃中干燥，
因转属阳明。"

也可由太阳病发汗不彻、外邪化燥入里而得。

《伤寒论》第 185 条："本太阳初得病时，发其汗，汗
先出不彻，因转属阳明也。伤寒发热无汗，呕不能食，而
反汗出濈濈然者，是转属阳明也。"

太阳病治疗，既不可以发汗太过，也不可以汗出不彻。

阳明病，腑气不畅，热实在里，往往可见胃气不降而呕不能食，邪热内蒸而濈濈汗出。

发热、头痛、数日不大便，小便清，脉浮数。

该如何治疗？

发热、头痛、数日不大便，脉浮数。如见小便短赤，考虑有里热，当治阳明；如见小便清，不考虑里热，当治太阳。

《伤寒论》第56条："伤寒，不大便六七日，头痛有热者，与承气汤。其小便清者，知不在里，仍在表也，当须发汗。若头痛者，必衄。宜桂枝汤。"

（2）

太阳病，转属阳明病，现症见发热，下午、晚上热甚，语言错乱，不大便，周身无汗而手足汗出，无恶寒。

该如何治疗？

可以用小承气汤吗？

阳明腑实，内有燥屎，单用小承气汤已不能泻下。

需用芒硝软坚泻下。

《神农本草经》中记录，朴硝"除寒热邪气，逐六腑积聚，结固留癖，能化七十二种石"。

朴硝与芒硝？

朴硝与芒硝本为一物，炼制过程中粗者为朴硝，精者为芒硝。

《伤寒论》中都用芒硝，取其咸寒，软坚泻下清热。

单用芒硝软坚有余，泻下不足，加芒硝于小承气汤中，适当加大枳实、厚朴的用量，调整煎服法，组成又一方剂，取名大承气汤，泻热通腑，软坚下结。

大承气汤方："大黄四两，酒洗，厚朴半斤，炙，去皮，枳实五枚，炙，芒硝三合。上四味，以水一斗，先煮二物，取五升，去滓，纳大黄，更煮取二升，去滓，纳芒硝，更上微火一两沸，分温再服。得下，余勿服。"

《伤寒论》第220条："二阳并病，太阳证罢，但发潮热，手足漐漐汗出，大便难而谵语者，下之则愈，宜大承气汤。"

《伤寒论》第212条又说："伤寒若吐、若下后不解，不大便五六日，上至十余日，日晡所发潮热，不恶寒，独语如见鬼状。若剧者，发则不识人，循衣摸床，惕而不安，微喘直视，脉弦者生，涩者死。微者，但发热谵语者，大承气汤主之。若一服利，则止后服。"

大承气汤证有轻、重之别，轻则谵语，重则直视不识人、循衣摸床等。

后世医家总结，大承气汤证是一组热结腑实的病证，主要体现在痞、满、燥、实、坚五个方面。坚，是指腹诊时扪及腹部坚硬或及肠形。

大承气汤方中厚朴用半斤，用量最大？

《经方实验录》中说："仲圣于本方中用厚朴至半斤之

多，以吾师什一之法折之，当得八钱。但吾师用此，似未有至八钱者。吴氏又可谓承气专家，而其大承气汤用大黄达五钱，至厚朴则一钱而已。吴氏鞠通较为阔步，本方用大黄六钱，用厚朴亦仅及其半量，至三钱而止。吴氏辨谓治伤寒本证，当重用厚朴，治温热本证，当减用之者。此乃点缀之语，非通人之论也。由是观之，使用严酷之眼光，细计药量之比重，世乃无有真大承气汤。阅者博雅，曾有惯用真大承气汤，而能识其底蕴者乎？"

此说可从。

李某，男，50岁，某村木工，1928年诊。

病已十多日，初起头痛发热，继而壮热谵语，狂躁不安。口干苦，口中气味浊秽。腹满硬，大便三日未解。苔黄燥起芒刺。

属阳明腑实证，以大承气汤下之。

方药　大黄12克，后入　芒硝10克，冲　厚朴10克　枳实10克

傍晚服药，午夜大便通，下燥粪块带有黑便，二次。次日热减，神清。再诊不复躁妄矣。继与清余热。患者素日体壮，不数日即恢复健康。

这是当代医家柳学洙编著《医林锥指》中的一则案例。

外感热病，无论伤寒还是温病，有大承气汤证，即可用大承气汤治疗。

全某，男，40岁，正值劳动时突然腹痛，蜷屈俯卧，号叫不已，抬至公社医院，诊为"急性肠梗阻"，因医院条件太差，不能施行手术救治。此时，余正在此地巡回医疗，应邀诊之。见：面赤身热，腹痛拒按，其脉洪大滑数，遂书与"大承气汤"令速煎服。不足1小时，患者下床欲便，便后安然如常。

大承气汤方：川大黄12克　厚朴15克　枳实15克芒硝9克

这是当代医家门纯德所著《名方广用》中的一则案例。

先腹痛，后身热，病属内伤。内伤病表现为阳明腑实证，也可用大承气汤治疗。

什么是二阳并病？

《医宗金鉴》中说："一经未罢，又传一经，同病而后归并一经自病者，名曰并病。"《伤寒论》第220条所说的二阳并病指的是太阳、阳明并病。

太阳、阳明并病，都可以用大承气汤治疗吗？

不一定。仍需随证治之。

《伤寒论》第48条："二阳并病，太阳初得病时，发其汗，汗先出不彻，因转属阳明，续自微汗出，不恶寒。若太阳病证不罢者，不可下，下之为逆，如此可小发汗。设面色缘缘正赤者，阳气怫郁在表，当解之熏之。若发汗不彻不足言，阳气怫郁不得越，当汗不汗，其人躁烦，不知痛处，乍在腹中，乍在四肢，按之不可得，其人短气，但

坐以汗出不彻故也，更发汗则愈。何以知汗出不彻？以脉
涩故知也。"

需辨别表里，掌握汗、下时机。

熏之，《医宗金鉴》中说："熏之二字，当是以汗二字，
始与上下文义相属，当改之。"

阳明病，有无燥屎是是否使用大承气汤的依据。如何
判断是否有燥屎内结？

除了在第 220 条、第 212 条所说的潮热、谵语、手足
漐漐汗出、不大便等表现外，临床尚需四诊合参、综合判
断。《伤寒论》中做了一系列的临床列举。

《伤寒论》第 217 条："汗出谵语者，以有燥屎在胃中，
此为风也。须下之，过经乃可下之。下之若早，语言必乱，
以表虚里实故也。下之愈，宜大承气汤。"

汗出非大承气汤证的表现，出现谵语辨为燥屎内结。

《伤寒论》第 215 条："阳明病，谵语，有潮热，反不
能食者，胃中必有燥屎五六枚也；若能食者，但硬耳。宜大
承气汤下之。"

在谵语、潮热的基础上，不能食，辨为燥屎内结。

《伤寒论》第 238 条："阳明病，下之，心中懊忱而烦，
胃中有燥屎也，可攻。腹微满，初头硬，后必溏，不可攻
之。若有燥屎者，宜大承气汤。"

下之后，仍然有心中懊忱而烦，燥屎未去。

《伤寒论》第 239 条："病人不大便五六日，绕脐痛，
烦躁，发作有时者，此有燥屎，故使不大便也。"

不大便基础上，出现阵发绕脐痛且伴烦躁，辨为燥屎内结。

《伤寒论》第 241 条："大下后，六七日不大便，烦不解，腹满痛者，此有燥屎也。所以然者，本有宿食故也，宜大承气汤。"

下后，又多日不便，且腹满痛伴烦，考虑燥屎未尽。

《伤寒论》第 242 条："病人小便不利，大便乍难乍易，时有微热，喘冒不能卧者，有燥屎也，宜大承气汤。"

有大便但不畅，身热不甚但总不能达到身凉快，小便也不利，似总有热气上逆，考虑有燥屎未去。

《伤寒论》第 255 条："腹满不减，减不足言，当下之，宜大承气汤。"

仅靠持续腹满似不能断为一定有燥屎。但有燥屎的时候，有时也可表现为仅仅是持续腹满。

患病多日，身热不甚，数日不大便，病人突然出现目光呆滞、视物无神，外无恶寒、身痛，内无呕恶、腹痛。

该如何治疗？

阳明腑实，里热耗竭阴津，如舌象、脉象无虚寒之象，当急下存阴，用大承气汤急治腑实。

《伤寒论》第 252 条："伤寒六七日，目中不了了，睛不和，无表里证，大便难，身微热者，此为实也，急下之，宜大承气汤。"

患病多日，潮热、无汗，突然转为发热、汗多，数日未大便。

该如何治疗？

阳明腑实，有亡津脱液之变，当急下存阴，用大承气汤急治腑实。

《伤寒论》第253条："阳明病，发热汗多者，急下之，宜大承气汤。"

伤寒，发汗后，发热持续不解，且出现腹胀、腹痛较甚，舌象、脉象无虚寒之象。

该如何治疗？

汗后不解，腑实已成，且发热、腹痛较甚，当急下存阴，用大承气汤急治腑实。

《伤寒论》第254条："发汗不解，腹满痛者，急下之，宜大承气汤。"

第252、253、254第三个条文，都强调"急下之"，后世医家称为"阳明三急下证"。

予尝诊江阴街肉庄吴姓妇人，病起已六七日，壮热，头汗出，脉大，便闭，七日未行，身不发黄，胸不结，腹不胀满，惟满头剧痛，不言语，眼张，瞳神不能瞬，人过其前，亦不能辨，证颇危重。余曰：目中不了了，睛不和，燥热上冲，此《阳明篇》三急下证之第一证也。不速治，病不可为矣。于是遂书大承气汤方与之。

大黄四钱　枳实三钱　川朴一钱　芒硝三钱

并嘱其家人速煎服之，竟一剂而愈。

这是近代医家曹颖甫所著《经方实验录》中的一则案例。

本案有便闭，但未见明显腹胀、腹痛。曹颖甫解释头汗出、头痛、目中不了了是因于"阳明燥气上冲巅顶"，治疗用大承气汤泻下"如釜底抽薪，泄去胃热，胃热一平，则上冲燥气因下无所继，随之俱下，故头目清明，病遂霍然"。

　　韩某，男，21 岁。于 8 个月前，患重感冒，经治愈后遗眼睛朦胧，视力不佳。患者口干，舌燥，喜饮，尿短，便燥，脉大而实。据此脉证，为热邪伏里，灼伤津液，不能上润于目所致的"目不了了""睛不和"。宗仲景启示，以大承气汤试之，讵料应手取效，两剂而愈。

这是当代医家赵明锐编著的《经方发挥》中的一则案例。

本案中，"目不了了""睛不和"并非急症，伴见里热燥实证，用大承气汤清泻而愈。作者说："以后凡遇到热邪伤津而致的视力不佳，眼光朦胧缭乱的患者，投以大承气汤，大多能收到满意的效果。"

发热、汗出、不大便，有谵语，该如何治疗？
可以用大承气汤泻下吗？
当根据病人体质、年龄、病程、舌象、脉象等综合判

断。如汗出不甚、病程不长、病情并非过于急重，则用小
承气汤治疗。

《伤寒论》第 213 条："阳明病，其人多汗，以津液外
出，胃中燥，大便必硬，硬则谵语，小承气汤主之。若一
服谵语止者，更莫复服。"

谵语、潮热、不大便，脉滑数，该如何治疗？

谵语、潮热、不大便，脉沉数，当用大承气汤治疗。
脉滑数，热结未甚，可先用小承气汤治疗。

《伤寒论》第 214 条："阳明病，谵语发潮热，脉滑而
疾者，小承气汤主之。因与承气汤一升，腹中转气者，更
服一升；若不转气者，勿更与之。明日又不大便，脉反微涩
者，里虚也，为难治，不可更与承气汤也。"

转气，即腹中鸣响，矢气。

服药后转气，是小承气汤应证之兆。

里虚，不可用承气类方误下。

多日不大便，可以用大承气汤泻下吗？

仍需辨证使用。

如伴潮热、饮水则哕、大便硬，可用承气汤泻下。如
大便初硬后溏，此为太阴病，不可用承气汤泻下。

《伤寒论》第 209 条："阳明病，潮热，大便微硬者，
可与大承气汤，不硬者不可与之。若不大便六七日，恐有
燥屎，欲知之法，少与小承气汤，汤入腹中，转矢气者，
此有燥屎也，乃可攻之。若不转矢气者，此但初头硬，后

必溏，不可攻之，攻之必胀满不能食也。欲饮水者，与水则哕。其后发热者，必大便复硬而少也，以小承气汤和之；不转矢气也，慎不可攻也。"

有燥屎，才可用大承气汤。"恐有燥屎"，不可孟浪使用。

辨证不确，服药观察（或试探性用药）是临床常用之法。

烦躁，有心下痞硬，纳食尚可，不大便，脉不实。

该如何治疗？

心下痞硬，不大便，见烦躁，考虑阳明腑实证。但脉不实，似可疑。可试用小剂小承气汤轻下，以观病证变化。

多日不大便，进食减少，可以用承气汤通下腑气吗？

需注意小便是否通利。如小便不利，也无里热倾向，可能是中焦虚寒，津液不化，不可以用承气汤通下。

如小便通利，无虚寒倾向，考虑燥屎内阻，可以用承气汤通下。

《伤寒论》第251条："得病二三日，脉弱，无太阳、柴胡证，烦躁，心下硬。至四五日，虽能食，以小承气汤，少少与，微和之，令小安，至六日，与承气汤一升。若不大便六七日，小便少者，虽不受食，但初头硬，后必溏，未定成硬，攻之必溏。须小便利，屎定硬，乃可攻之，宜大承气汤。"

不大便而脉浮，可以用承气汤泻下吗？

不可以。

邪在表，不宜下。

《伤寒论》第 189 条："阳明中风，口苦咽干，腹满微喘，发热恶寒，脉浮而紧，若下之，则腹满小便难也。"

《伤寒论》第 240 条："病人烦热，汗出则解，又如疟状，日晡所发热者，属阳明也。脉实者，宜下之；脉浮虚者，宜发汗。下之与大承气汤，发汗宜桂枝汤。"

不大便，呕恶较甚，腹满不显，可以用承气汤泻下吗？

不大便，心下硬满较甚，腹满不显，可以用承气汤泻下吗？

宜慎用。

病邪偏结于上者，不可滥用攻下。

《伤寒论》第 204 条："伤寒呕多，虽有阳明证，不可攻之。"

《伤寒论》第 205 条："阳明病，心下硬满者，不可攻之。攻之利遂不止者死，利止者愈。"

不大便，面色红赤明显，但里热征象不显，可以用承气汤泻下吗？

不可以。

邪热偏于上、偏于外，不可用攻下。

《伤寒论》第 206 条："阳明病，面合色赤，不可攻之，必发热。色黄者，小便不利也。"

《伤寒论》中用大量条文论述了大承气汤的可用、不可用，临床使用时需要严格遵循这些论述吗？

如果用大承气汤治疗伤寒阳明病，是应严格遵循的，这些文字论述都源于真实的临床实践。但是，用大承气汤治疗温病、杂病、内伤病时，则不一定要完全遵循，重要的是明其理，明理活用。

赵某，男，50岁。平素体健，偶然感到胸腹满闷，食后尤甚，一二日后，病情逐渐加重，继则喘息，抬肩不得卧，腹部胀满、拒按，三日未解大便，身热，口渴能饮，小便短赤，汗出。诊得脉象实大而数，苔黄厚腻，投以大承气汤。

大黄12克　厚朴12克　枳实12克　芒硝10克

加瓜蒌15克

服一剂后，泻下粪便颇多，喘息随之而愈。

这是当代医家赵明锐编著的《经方发挥》中的一则案例。

本案为"喘证"，内伤病。根据平素体健、腹部胀满、不大便、口渴尿赤、舌苔黄厚腻、脉象实大而数，辨为阳明腑实证，使用大承气汤泻下而愈。

余姨母五十五岁，患噎膈证，自觉咽喉间有物挡塞，吐之不出，咽之不下，气上冲逆，嘈杂难受，饮食减少，形容憔悴，口吐痰涎约碗许。招余诊治，诊得胃脉沉实有力，肺脉洪大，此是子母俱实之证。肺主肃杀下降，脾主津液，肺气不降，则脾之津液不能独行，津液化为痰涎。究其本源，实因大肠之燥而成，余用大承气汤服一帖，大解两次，下干粪三十余枚，坚硬如石子，病去二三。又服两帖，燥粪已尽，后见溏便，诸症十全。此证倘作真噎膈治之不愈，死者无言，医者不醒，必归咎于命。命之一字，乃医家借口，以谢病人，告无过者也。

大承气汤：大黄 15 克　厚朴 12 克　芒硝 12 克枳实 10 克

这是当代医家翟竹亭所著《湖岳村叟医案》中的一则案例。

本案为"噎膈"，内伤病。根据"胃脉沉实有力，肺脉洪大"，辨为肠燥腑实，使用大承气汤泻下而愈。

合肥路之柏芗村 30 号，有陈媪者，年 62 岁。于1934 年 10 月间，某日晨，其家中人人都起，而陈媪不起。其媳唐氏，至床前呼之，亦不应，推之亦不动，始知其神昏不语矣。观其情形，似无痛苦，如睡眠然，唯喉中觉略有痰声。其子陈如年，急延医为之诊治。医以中风及痰厥治之，三易其医，数日无效。盖口不能开，药难下咽也。

嗣延余诊。余察其脉息颜色，未犯绝象，乃细询未病之前有无他故。如年曰："余母在未病之前，异常健啖。一日三餐，尤以晚膳为最多。食必二三大碗，约近两旬，日日如是。且最奇者，晚膳后立即就寝，人谓其不易消化，强之少坐片时，然后再睡，而余母不听也。至前日忽患此疾，今已三易其医矣，皆无效也。"余细思之，此必食积为患也。状如中风，在中医书中，名之曰食中，亦类中之一种也。乃决以大承气汤加莱菔子下之，但因口闭难开，服未尽剂。泻只一次，其量亦不甚多，恶臭难闻。神志虽有时清醒，但旋又昏糊。病家复延他医治之，均无效果。盖药难下咽，灌之大不易也。

如此不言不动，仅有一息者，计二十一日，不死亦不得生，乃复求余诊。余以其迟延已二十余日，且年过六旬，不敢用药，只答以尽人事而已。乃以灌肠器行灌肠法，久之大便未通。乃复以大量蓖麻子油，用开口器开口灌之。不三小时，而腹鸣大泻。泻出之粪，如黑酱，如车轴油，如痰状，如鱼冻，其中夹有黑团，坚不可碎，恶臭不堪。由此大泻之后，神志渐转清明，手足略能屈伸。问其病已二十余日，不言不语，汝知之乎？则陈媪茫然不知也。后仍续服蓖麻子油两次，泻清肠垢，乃思饮食，于是庆更生矣。吾国医书所谓塞者通之，盖亦自然疗法之一例耳。

大承气汤加莱菔子方：锦纹大黄五钱　元明粉五钱（分冲）　炒枳实四钱　上川朴三钱　莱菔子四钱（研）

按：此方如当时设法多灌，必可得下而愈，不致多延两旬。后改服蓖麻子油者，恐年高病久不胜也，而服之果效，亦侥幸耳。

这是《中国百年百名中医临床家丛书·余无言》中的一则案例。

本案为"食中"，内伤病。睡中神昏，不语不动，仅根据平素体健、能食多食、病起突然，辨为"食中"，用大承气汤通腑泻下，加莱菔子消食下气。

《金匮要略》中用大承气汤通腑泻下治疗宿食病："问曰：人病有宿食，何以别之？师曰：寸口脉浮而大，按之反涩，尺中亦微而涩，故知有宿食，大承气汤主之。脉数而滑者，实也，此有宿食，下之愈，宜大承气汤。下利不欲食者，此有宿食也，当下之，宜大承气汤。"

（3）

以心烦为主诉，伴有身热、不大便，无恶寒、身痛，没有经过吐、下等误治。

该如何治疗？

如舌象、脉象无虚寒之象，考虑里热内结致心烦。

治用大黄、芒硝泻下开结。无腹胀、腹满，不用枳实、厚朴。

大黄、芒硝泻下较速，恐结去热不除，加甘草缓中，提高大黄、芒硝泻热之效。

大黄、芒硝、甘草组成一方，名调胃承气汤。

调胃承气汤方："甘草二两，炙，芒硝半升，大黄四两，清酒洗。上三味，切，以水三升，煮二物至一升，去滓，纳芒硝，更上微火一二沸，温顿服之，以调胃气。"

《伤寒论》第 207 条："阳明病，不吐不下，心烦者，可与调胃承气汤。"

本太阳病，发汗后，恶寒、身痛解，但发热持续，表现为发热由内而外蒸腾之热，伴口渴、心烦、脉数。

该如何治疗？

汗后，转属阳明，阳明内实初现，治用调胃承气汤清泻阳明。

《伤寒论》第 70 条："发汗后恶寒者，虚故也，不恶寒，但热者，实也，当和胃气，与调胃承气汤。"

《伤寒论》第 248 条："太阳病三日，发汗不解，蒸蒸发热者，属胃也，调胃承气汤主之。"

邑东北店有朱明伦者，年二十余，患喉证。就余治时，咽痛发闷，饮食难进，午后潮热，肺胃二脉沉数有力，此系温毒喉证，非下不可。用调胃承气汤，一服而愈。即：大黄 15 克，芒硝 10 克，甘草 10 克。水煎服。

这是当代医家翟竹亭所著《湖岳村叟医案》中的一则案例。

温毒喉证，见"午后潮热，肺胃二脉沉数有力"，辨为肺胃热实证，治以清泻，用调胃承气汤一服而愈。

（4）

症见大便干结，数日一大便，身不热，口不渴，小便数。

该如何治疗？

大便干结，属阳明腑实。如口渴、身热，当属热结。此证则口不渴、身不热，关键在津亏。治疗当在养阴润肠的基础上通下大便。

养阴润肠通便，选用麻子仁为主，辅以杏仁、芍药、蜂蜜。通下大便选用小承气汤。这样，就组成了麻子仁丸。

麻子仁丸方："麻子仁二升，芍药半斤，枳实半斤，炙，大黄一斤，去皮，厚朴一尺，炙，去皮，杏仁一升，去皮尖，熬，别作脂。上六味，蜜和丸如梧桐子大，饮服十丸，日三服，渐加，以知为度。"

《伤寒论》第244条："太阳病，寸缓，关浮，尺弱，其人发热汗出，复恶寒，不呕，但心下痞者，此以医下之也。如其不下者，病人不恶寒而渴者，此转属阳明也。小便数者，大便必硬，不更衣十日，无所苦也。渴欲饮水，少少与之，但以法救之。渴者，宜五苓散。"

《伤寒论》第245条："脉阳微而汗出少者，为自和也，汗出多者，为太过。阳脉实，因发其汗，出多者，亦为太过。太过者，为阳绝于里，亡津液，大便因硬也。"

《伤寒论》第246条："脉浮而芤，浮为阳，芤为阴；浮芤相搏，胃气生热，其阳则绝。"

《伤寒论》第 247 条："趺阳脉浮而涩，浮则胃气强，涩则小便数，浮涩相搏，大便则硬，其脾为约，麻子仁丸主之。"

　　徐左　能食，夜卧则汗出，不寐，脉大，大便难，此为脾约。

　　脾约麻仁丸一两

　　作三服，开水送下。

　　按：麻子仁丸原方为麻子仁二升，芍药半斤，枳实半斤，炙，大黄一斤，去皮，厚朴一尺，炙，去皮，杏仁一升，去皮尖，熬，别作脂。上六味，蜜和丸，如梧桐子大。今药铺中通称曰脾约麻仁丸者，即是也。本方以麻子仁为君，凡仁中皆有油质，功能润下，故借之以通便，施于虚弱体质之不胜攻伐者允宜。

　　这是近代医家曹颖甫所著《经方实验录》中的一则案例。

　　能食，夜卧则汗出、不寐、脉大，考虑有阳明热。汗出、大便难，考虑有大肠燥。内热、内燥，治以麻子仁丸清润通下。

　　麻子仁丸证可见大便难而小便数，也可见大便难而夜卧则汗出。

　　泉州市银行职员苏某，年将耳顺，体弱而质燥，习常便秘，医与麻子仁丸一瓶，原无甚差错，服之二三次，充其量，每服不过二钱左右，竟至大便滑泄，每日四五行。缠绵半月，犹未自止，乃询于余，诊之：

脉三部细弱，舌瘦无苔，干而不渴，是气血衰，脾胃弱而肠枯燥。每用固涩，以益气助脾，当自止其溏。方为：五味异功加淮山药、砂仁、谷芽而已。二剂知，又二剂愈。

这是当代医家留章杰所著《伤寒方临床阐述》中的一则案例。

麻子仁丸常被临床作为通便之用，但也需要注意辨证。案中用麻子仁丸治疗"习常便秘"，因脾胃虚弱而引起大便滑泄。书中说："承气类以此方最轻，只是通便，允为无误之剂，然万一之中，偶尔有之，毕竟犹当辨病。观是方，方次载明用法，只服十丸，渐加至以知为度。盖亦防其过于滑泄也。若使大量服之，则又无异于承气汤焉。"

（5）

有便意而大便难出，伴见有汗出、小便利，无身热。该如何治疗？

汗出、小便利、大便干，津伤肠燥。有便意，大便欲出不能，需导下。治以润肠导下。

蜜煎方："食蜜七合。上一味，于铜器内，微火煎，当须凝如饴状，搅之勿令焦著，欲可丸，并手捻作挺，令头锐大如指，长二寸许。当热时急作，冷则硬。以纳谷道中，以手急抱，欲大便时乃去之。疑非仲景意，已试甚良。"

土瓜根方："已佚。"

猪胆汁方："大猪胆一枚，泻汁，和少许法醋，以灌谷道内，如一食顷，当大便出宿食恶物，甚效。"

《伤寒论》第 233 条："阳明病，自汗出，若发汗，小便自利者，此为津液内竭，虽硬不可攻之，当须自欲大便，宜蜜煎导而通之。若土瓜根及大猪胆汁，皆可为导。"

> 庚戌仲春，艾道先染伤寒近旬日，热而自汗，大便不通，小便如常，神昏多睡，诊其脉，长大而虚。予曰：阳明证也。乃兄景先曰：舍弟全似李大夫证，又属阳明，莫可行承气否？予曰：虽为阳明，此证不可下。仲景阳明自汗，小便利者，为津液内竭，虽坚不可攻，宜蜜兑导之。作三剂，三易之，先下燥粪，次泄溏，已而汗解。

这是宋代医家许叔微所著《伤寒九十论》中的一则案例。

热病后期，虽见大便不通，神昏多睡，但邪热不盛，小便如常，有汗出，显然不是大承气汤证。此时脉已见虚，大便不通因津液亏虚，热而自汗、神昏多睡因大便不通，大便通下则诸证可解，用润肠导下法。

> 门人张永年述其戚陈姓一证，四明医家周某用猪胆汁导法奏效，可备参究。其言曰：陈姓始病咯血，其色紫黑，经西医用止血针，血遂中止。翌日，病者腹

满，困顿日甚。延至半月，大便不行。始用蜜导不行，用灌肠法，又不行。复用一切通大便之西药，终不行。或告陈曰：同乡周某，良医也。陈喜，使人延周，时不大便已一月矣。周至，察其脉无病，病独在肠。乃令病家觅得猪胆，倾于盂，调以醋，借西医灌肠器以灌之。甫灌入，转矢气不绝。不逾时，而大便出。凡三寸许，掷于地，有声，击以石，不稍损。乃浸以清水，半日许，盂水尽赤。乃知向日所吐之血，本为病血，因西医用针止住，反下结大肠，而为病也。越七日，又不大便，复用前法，下燥矢数枚，皆三寸许，病乃告痊。予于此悟蜜煎导法唯证情较轻者宜之。土瓜根又不易得。唯猪胆汁随时随地皆有。近世医家弃良方而不用，为可惜也。

这是近代医家曹颖甫所著《经方实验录》中的一则案例。

腹满，不大便一月，脉无病，病独在肠，治用润肠导下法。用蜜煎导而不通，改用猪胆汁方导下燥矢而愈。

（6）

症见发热、汗出、口渴、脉洪，不恶寒，也无不大便。该如何治疗？

汗出，不能用麻黄、桂枝汗法；大便通，也不能用大黄、芒硝下法。

用石膏。

用石膏清热泻火。《神农本草经》中记录石膏："味辛微寒。主中风寒热，心下逆气惊喘，口干舌焦……"至《名医别录》中记录主要以治热为主："味甘，大寒，无毒。主除时气，头痛，身热，三焦大热，皮肤热，肠胃中膈热，解肌，发汗，止消渴，烦逆，腹胀，暴气喘息，咽热。"

单用石膏，可治表里上下三焦大热。

配甘草，疗效更为稳定，且有提高。

再配知母，能明显减少石膏用量，又能提高清热除烦止渴的效果。《神农本草经》中记录知母："味苦寒。主消渴热中，除邪气……"

石膏、知母、甘草，服后容易引起胃中不适，加入适量粳米，有一定减少胃中不适的作用。

这样，就组成了一张治疗表里上下三焦有热的方剂，取名白虎汤。

白虎汤方："知母六两，石膏一斤，碎，甘草二两炙，粳米六合。上四味，以水一斗，煮米熟汤成，去滓，温服一升，日三服。"

白虎汤方见于《伤寒论》第 176 条："伤寒脉浮滑，此以表有热，里有寒，白虎汤主之。"

"脉浮滑"，阳性脉，浮滑近洪，后世医家记录白虎汤脉象多用脉洪。

"里有寒"似讲不通，白虎汤治疗表里大热者。

白虎汤主治的这一组病证，不是太阳病。不在表，仍在里，是里热弥散。归入阳明病。

《伤寒论》第 182 条："问曰：阳明病外证云何？答曰：身热，汗自出，不恶寒，反恶热也。"

《伤寒论》第 186 条："伤寒三日，阳明脉大。"

"脉大"，指脉形宽阔、脉体充实。

白虎汤证是里热炽盛、尚未热结的一组病证，后世医家概括其表现有四大证："大汗、大热、大渴、脉洪大。"

急性病容，高热，汗出，言语不清，小便自遗，不能自主转侧。

该如何治疗？

热盛神昏，病势危急。邪热弥散，急用白虎汤清热泻火。

《伤寒论》第 219 条："三阳合病，腹满身重，难以转侧，口不仁，面垢，谵语，遗尿。发汗则谵语。下之则额上生汗，手足逆冷。若自汗出者，白虎汤主之。"

邪热弥散，不可误用汗法、下法。

本证似三阳合病，实为阳明热盛。

《伤寒九十论》中载一案：

"一尼病头痛身热，烦渴躁，诊其脉大而虚。问之曰：小便赤，背恶寒，毛竦洒洒然，面垢，中暑也。医作热病治，但未敢服药。予投以白虎汤，数日愈。"

本案是中暑，不是伤寒，临床表现似"三阳合病"。

《严氏济生方》中在谈到中暑时说："暑气伤心，令人身热头痛，状类伤寒，但背寒面垢，此为异耳。"

有恶风、恶寒，太阳表证未罢，不可以用白虎汤或不可以单用白虎汤治疗。如白虎汤证，汗出较多，出现一定程度的恶风或局部的恶寒，该如何治疗？

热迫汗出，气津损伤较甚，这种情况下往往口渴更甚，治疗需在白虎汤清热泻火基础上加人参益气，在一定程度上减少汗出。

人参，《神农本草经》中记录："味甘，微寒。主补五脏，安精神，定魂魄，止惊悸，除邪风，明目，开心益智。久服轻身延年。"《名医别录》中修正性味为"微温，无毒"。并谓"主治肠胃中冷……""生上党及辽东"。后世医家用其甘温，为补气之主药。

白虎加人参汤方："知母六两，石膏一斤，碎，甘草二两，炙，人参二两，粳米六合。上五味，以水一斗，煮米熟汤成，去滓，温服一升，日三服。"

《伤寒论》第170条："伤寒脉浮，发热无汗，其表不解，不可与白虎汤。渴欲饮水，无表证者，白虎加人参汤主之。"

《伤寒论》第168条："伤寒若吐若下后，七八日不解，热结在里，表里俱热，时时恶风，大渴，舌上干燥而烦，欲饮水数升者，白虎加人参汤主之。"

《伤寒论》第169条："伤寒无大热，口燥渴，心烦，背微恶寒者，白虎加人参汤主之。"

张锡纯在《医学衷中参西录》中说："伤寒定例，汗、吐、下后，用白虎汤者加人参，渴者用白虎汤亦加人参。而愚临证品验以来，知其人或年过五旬，或壮年在劳心劳力之余，或其人素有内伤，或禀赋羸弱，即不在汗、吐、下后与渴者，用白虎汤时，亦皆宜加人参。""愚自临证以来，遇阳明热炽，而其人素有内伤，或元气素弱。其脉或虚数，或数微者，皆投以白虎加人参汤。"

明理方可活用。

《门纯德中医临证要录》中记述一案：

> 产后头天晚上，高热欲饮，喝了一壶半水（是当时的大铁壶）。产后第二天邀我诊治，当时诊见：面色红，身热，大汗，脉搏特别洪大，此为典型的"白虎汤"证。秉着"有故无殒，亦无殒也"的原则，我处以"白虎加人参汤"：生石膏二两、知母四钱、甘草三钱、党参三钱、大米五钱、大枣四枚。服一剂后症状明显减轻，两剂后病愈。

白虎汤证，因产后体虚，用白虎加人参汤治疗。

> 余邻沈某，改行包装工，重体力也。暑天操作，本已汗泄，又加中暑。大热，大烦渴，脉实大，汗欲出不出，微微湿湿，胸膈烧灼如焚，席地就凉，犹躁烦无暂时安。此是暑伤阳明，表里俱热也。令取石膏

一块，先劈一块如鸡子大者，入臼中捣碎，煎煮一大钵，俟半凉，频频饮之，饮完复捣一块煎饮。从午至夜，只饮此汤，渴渐止，汗潺潺出。是夜亦频饮之，翌日已热退，身凉，烦渴解矣。唯口舌燥干，亦不思水，此大热伤津，宜续清热救津，再以白虎加人参汤予之。石膏不必重量，只用八钱，无人参以党参代之，一服而安。计一周时，服石膏约一斤。（今秤）

这是当代医家留章杰所著《伤寒方临床阐述》中的一则案例。

热、渴、烦，脉实大，阳明病白虎汤证，单用石膏煎汤频饮也有效。热、烦解后，余口舌燥干，以白虎加人参汤收功。

太阳病，服桂枝汤，汗出后，病未愈，桂枝证仍在，只是脉由浮缓较为洪大，口不渴，该如何治疗？

脉转洪大，入阳明之兆。口不渴，仍可用桂枝汤治疗。

太阳病，服桂枝汤，汗出后，病未愈，发热更甚，口渴喜饮，脉转洪大，无恶风、恶寒，该如何治疗？

但热不寒，口渴喜饮，脉洪数，有汗出，用白虎汤。

汗多伤正，脉见洪大，用白虎汤加人参汤。

《伤寒论》第 25 条："服桂枝汤，大汗出，脉洪大者，与桂枝汤如前法。"

《伤寒论》第 26 条："服桂枝汤，大汗出后，大烦渴不解，脉洪大者，白虎加人参汤主之。"

江阴缪姓女，予族侄子良妇也，自江阴来上海，居小西门寓所，偶受风寒，恶风自汗，脉缓，两太阳穴痛，投以轻剂桂枝汤，计桂枝二钱，芍药三钱，甘草一钱，生姜二片，大枣三枚。汗出，头痛瘥，寒热亦止。不料一日后，忽又发热，脉转大，身烦乱，因与白虎汤。

生石膏八钱　知母五钱　生草三钱　粳米一撮

服后，病如故。次日，又服白虎汤，孰知身热更高，烦躁更甚，大渴引饮，汗出如浆。又增重药量，为石膏二两，知母一两，生草五钱，粳米二杯，并加鲜生地二两，天花粉一两，大小蓟各五钱，丹皮五钱。令以大锅煎汁，口渴即饮。共饮三大碗，神志略清，头不痛，壮热退，并能自起大小便。尽剂后，烦躁亦安，口渴大减。翌日停服。至第三日，热又发，且加剧，周身骨节疼痛，思饮冰凉之品，夜中令其子取自来水饮之，尽一桶。因思此证乍发乍止，发则加剧，热又不退，证大可疑。适余子湘人在，曰，论证情，确系白虎，其势盛，则用药亦宜加重。第就白虎汤原方，加石膏至八两，余仍其旧。仍以大锅煎汁冷饮。服后，大汗如注，湿透衣襟，诸恙悉除，不复发。唯大便不行，用麻仁丸二钱，芒硝汤送下，一剂而瘥。

这是近代医家曹颖甫所著《经方实验录》中的一则案例。

病变起于感受风寒，见症也确似桂枝汤证，服小剂桂枝汤短期症状缓解，但并没有做到汗出脉静身凉而愈，反而突发脉大、身热、烦乱。转用白虎汤不效，用重剂白虎汤加味始效，收功又用到了承气剂。

反思本案，病变初起即有内蕴之热，用桂枝汤"火上浇油"，致使险证迭出。

病变初起即表现为发热较甚且恶热、口渴较甚、有汗且大汗，脉见浮洪，不恶寒。

什么病？该如何治疗？

不是伤寒，是温病，太阴温病。用白虎汤治疗。

《温病条辨·上焦篇》第 7 条："太阴温病，脉浮洪，舌黄，渴甚，大汗，面赤，恶热者，辛凉重剂白虎汤主之。"

太阴温病，病势进一步发展，高热持续，面红息粗，大便没有，小便短涩，但恶热不恶寒，舌苔老黄，脉浮洪。

还是太阴温病吗？该如何治疗？

不是太阴温病，是阳明温病。用白虎汤治疗。

《温病条辨·中焦篇》第 1 条："面目俱赤，语声重浊，呼吸俱粗，大便闭，小便涩，舌苔老黄，甚则黑有芒刺，但恶热，不恶寒，日晡益甚者，传至中焦，阳明温病也。脉浮洪躁甚者，白虎汤主之；脉沉数有力，甚则脉体反小而实者，大承气汤主之。暑温、湿温、温疟，不在此例。"

于某，男，18 岁，某庄人，1934 年诊。

发热八九天，日晡所剧，不大便四日。头晕，面垢，气粗声壮，烦渴思冷饮。苔厚黄燥，脉洪实。

属温病邪传气分，用石膏、知母清热，瓜蒌、枳实导滞，佐以蝉蜕、僵蚕辛凉解表。

处方　生石膏30克　知母10克　瓜蒌12克　枳实10克　蝉蜕10克　僵蚕10克　金银花20克

取二剂，服一剂大便未下，次日服第二剂，仍未解，脘腹满胀更甚，转侧不安。改与大承气汤加味。

处方　大黄10克（后下）　芒硝10克（冲）　枳实10克　厚朴6克　莱菔子10克　金银花20克　滑石10克

服一剂，次日大便三次，稀便夹有燥屎。下后汗出热退，腹满亦消，少进稀粥。再与清余热和胃药而愈。

这是柳学洙编著的《医林锥指》中的一则案例。

这是一则温病案例，处方带有温病特色。两诊都用到了金银花清热解毒，首诊用了僵蚕、蝉蜕辛凉，二诊用了滑石辛寒。

首诊用白虎汤加减（实际合有升降散方意），二诊用大承气汤加减。临床上，把握两方使用的时机特别重要。

少阳病

已得病数日，表现为寒一阵、热一阵，心烦、呕恶、不食、胸胁满闷。

该如何治疗？

恶寒、发热用麻黄或桂枝，但热不寒用石膏或大黄，寒一阵、热一阵用麻、桂、膏、黄俱无效。

用柴胡。

柴胡，《神农本草经》中记录可治"寒热邪气，推陈致新"。《名医别录》中记录可"除伤寒，心下烦热，诸痰热结实，胸中邪逆……"

在使用单味柴胡治疗寒热过程中，发现加入一味甘草，疗效更好、更稳定。

许叔微《普济本事方》中有一方，由柴胡、甘草组成，名柴胡散，"治邪入经络，体瘦肌热，推陈致新，解利伤寒时疾，中暍伏暑"。

柴胡、甘草治寒热。部分病人呕恶明显，柴胡、甘草对缓解呕恶效果不好。怎么办？

加半夏，对缓解呕恶效好。

柴胡、半夏、甘草治寒热、呕恶。部分病人发热较甚，单用柴胡、半夏、甘草，退热力缓。

加黄芩。加入黄芩，明显提高了清热、退热之力。

柴胡、黄芩、半夏、甘草，治疗寒热、呕恶效佳。部分病人服后寒热退，但又出现了纳差、腹胀、大便稀。

怎么办？

用理中汤加减治疗。

可不可以在寒热退的同时，不出现纳差、腹胀、大便稀而痊愈呢？

可以。

柴胡、黄芩、半夏、甘草，在使用四药的基础上，合入理中汤：柴胡、黄芩、半夏、甘草、人参、白术、干姜。

病证表现为胃气上逆的呕恶而不是脾气下泄的腹泻，进一步加减处方：不用温脾止泻的白术、干姜，而用温胃止呕的半夏、生姜。同时加入养胃和中的大枣。这样，就组成了七味药的一张方剂，取名小柴胡汤。

小柴胡汤方："柴胡半斤，黄芩三两，人参三两，半夏半升，洗，甘草炙、生姜切各三两，大枣十二枚，擘。上七味，以水一斗二升，煮取六升，去滓，再煎取三升，温服一升，日三服。"

《伤寒论》第 96 条："伤寒五六日中风，往来寒热，胸胁苦满，嘿嘿不欲饮食，心烦喜呕，或胸中烦而不呕，或渴，或腹中痛，或胁下痞硬，或心下悸、小便不利，或不渴、身有微热，或咳者，小柴胡汤主之。"

谢某，男，36 岁。

述感冒已三日，时作惊寒，不思饮食。曾去联合诊所诊治，服荆防败毒合剂 120mL，两天服完，病未好转，仍不欲饮食。复诊认为伤食恶食，改服楂曲平胃合剂 120mL，两天后，病仍如故。至第七日，来中医院就诊，要求服煎剂。症见头角痛，胸胁苦满，热一阵，冷一阵，口苦无味，不思饮食，苔薄白，脉浮弦。予曰：病非风寒在表，亦非食填中宫，乃少阳伤风半表半里证，故服荆芥、楂曲等合剂无效。法宜和解少阳，使半表半里之邪内彻，枢机一转，病即解关。小柴胡汤主之。

柴胡 9 克　黄芩 9 克　法半夏 6 克　生姜 6 克　党参 9 克　大枣 6 克

三剂，水煎，分三次服，每日一剂。

药后病解，饮食恢复正常。

这是《熊寥笙中医难症诊治心得录》中的一则案例。

热一阵冷一阵，即往来寒热；不思饮食，即不欲饮食。病非刚起病，症见往来寒热、胸胁苦满、不欲饮食，不可以治太阳，不可以治阳明，治用小柴胡汤。

小柴胡汤主治症状较为繁杂，怎么得的？

《伤寒论》第97条："血弱气尽，腠理开，邪气因入，与正气相搏，结于胁下。正邪纷争，往来寒热，休作有时，嘿嘿不欲饮食，脏腑相连，其痛必下，邪高痛下，故使呕也。小柴胡汤主之。服柴胡汤已，渴者，属阳明，以法治之。"

正虚邪入，正邪纷争。

邪入，结于胁下。胁下在表还是在里？

邪入，说明邪已离表。未入阳明，说明邪未入里。

不在表、不在里，后世医家总结为邪入半表半里。也可以看作非表非里。

邪在表是太阳病，邪在里是阳明病。邪在半表半里呢？

取名少阳病。

临床观察，邪在半表半里的这一组病证，往往可表现出几个共有的症状：口苦、咽干、目眩。

《伤寒论》第263条："少阳之为病，口苦、咽干、目眩也。"

第96条和第263条记录了少阳病小柴胡汤证常见的症状：口苦，咽干，目眩，往来寒热，胸胁苦满，嘿嘿不欲饮食，心烦喜呕。

患者张某，住西藏南路崇善里口。以人力车工会事忙，昼则奔走于烈日之下，夜则纳凉于露台之上。因之恶寒发热，头痛肢酸。自以生姜赤糖汤饮之，次日头痛肢酸已愈。而两胁转痛，往来寒热。寒则被覆而仍战栗，热则赤膊而犹如焚。心烦作呕，口苦异常，渴欲得饮，饮则呕吐加甚。因之坐卧难安，片刻不宁。延医治之，甲医投以荆芥、防风之属，乙医投以豆豉、豆卷之类，丙医投以藿香正气之方。病更加剧，心烦欲死。

其堂弟世英，与余为友。见状大惊，急来延余。余午餐小饮，尚未释杯，即携余手强之而去。相去不远，始听世英之述症。先后登楼，继察石舟之现状。余即笑而慰之曰："此柴胡汤证也。乃病在少阳，解之易耳，其毋惊惧。"病者曰："能不死乎。"余笑曰："此证而死，则病而死者多矣。乃时医者流，不肯读《伤寒论》一书耳。"因书小柴胡汤一方，并无加减。令其服药时，先以生姜一二片，置口中嚼之使烂，庶姜汁遍及齿舌，使生辣麻之感。然后高举两手，后坐一人以扶持之，端坐而挺直。另请一人操匙以饮之，则可以不呕。定心静气约一刻钟，再缓卧于沙发上，勿令睡平。至半小时后，再睡平，任其安平睡去也。病家如余言，照法服之，果然一剂而痊。

小柴胡汤方

春柴胡二钱五分　生黄芩三钱　西党参三钱　姜制半夏三钱　炙甘草二钱　生姜三片　大枣十枚

这是《中国百年百名中医临床家丛书·余无言》中的一则案例。

劳力伤寒，发为太阳病。以姜糖水汗解，转为少阳病。症见往来寒热、胁痛、心烦不安、口苦、口干、呕恶，饮水则呕吐。着眼于恶寒、发热，从伤风治，用荆芥、防风之类；着眼于发热、口苦，从温病治，用豆豉、豆卷之类；着眼于恶心、呕吐，从暑湿治，用藿香正气类方，均无效。恶心呕吐、心烦欲死较甚。

往来寒热、胁痛呕恶、心烦欲死，均为少阳证，治用小柴胡汤一剂而瘥。方中柴胡用量稍低于黄芩，可能考虑到呕恶和心烦较甚，柴胡升散不利于呕恶，黄芩清降可解心烦。党参、半夏、甘草、生姜、大枣用量在方中占比不小，可能考虑到患者为劳力者，且前期经过多次误治，饮食入口即呕吐等，脾胃已然不足。

麻舌、端坐、定心，案中对于中药入口易吐的服药方法，值得临床借鉴。

以发热为主诉就诊，伴见头痛，脉见弦细，无恶寒。该如何治疗？

发热、头痛，属三阳病。脉不浮，除外太阳病；脉不大，除外阳明病。辨为少阳病，可用小柴胡汤治疗。

《伤寒论》第 265 条："伤寒，脉弦细，头痛发热者，属少阳。"

小柴胡汤证的典型脉象是"脉弦细"。弦主郁，细主虚。如郁热较甚，可见数象。

张某，男，50 岁，会计。1973 年初夏，发低热，西医检查，查不出病因病灶，每日注射盐水、激素等，治疗两月余毫无效果，邀先生会诊。患者二便正常，只是微觉头痛，脉象稍显弦细。因与小柴胡汤原方，其中柴胡用量为24克，共服二剂，患者自觉全身舒适，低热全退，过了三天，患者已正常上班。

这是《中国百年百名中医临床家丛书·李克绍》中的一则案例。

低热，微觉头痛，脉显弦细，无表证，无里证，治用小柴胡汤和解而愈。

主要脉症符合太阳病，或符合阳明病，但夹有某一脉或某一症不符合太阳病或阳明病，而是属于少阳病。此时辨证该如何处理？从众还是从寡？

少阳病居太阳病与阳明病之中，只要见到有少阳脉或症的出现，即说明邪已入少阳，已经不是单一的太阳病或阳明病。此时辨证，必须考虑到少阳病的出现，治疗即不可单用汗法或下法，而需要在和解的基础上治疗。

《伤寒论》第101条："伤寒中风，有柴胡证，但见一证便是，不必悉具。凡柴胡汤病证而下之，若柴胡证不罢者，复与柴胡汤，必蒸蒸而振，却复发热汗出而解。"

症见往来寒热、胁下硬满、干呕、纳差，脉见沉紧。该如何治疗？

少阳证，但脉非弦细而是沉紧，还是少阳病吗？

脉见沉紧，但并没有里实热或里实寒的见症。

先用小柴胡汤和解少阳，以观病证变化。

《伤寒论》第266条："本太阳病不解，传入少阳者，胁下硬满，干呕不能食，往来寒热，尚未吐下，脉沉紧者，与小柴胡汤。"

伤寒数日，表现为头汗出，微恶寒，手足冷，心下满，大便干，脉沉紧。

该如何治疗？

手足冷、脉沉，少阴病？

少阴病如见头汗出，多为危重症，且头汗为冷汗，多伴下利。

如非危重症，头汗并非冷汗，则不是少阴病。

微恶寒，表气不畅？心下满、大便干，里气不和？表里气机不畅，阳气内郁，故头汗出、手足冷？治用小柴胡汤和解，药后以观变化。

《伤寒论》第148条："伤寒五六日，头汗出，微恶寒，手足冷，心下满，口不欲食，大便硬，脉细者，此为阳微结，必有表复有里也。脉沉，亦在里也。汗出为阳微，假令纯阴结，不得复有外证，悉入在里，此为半在里半在外也。脉虽沉紧，不得为少阴病，所以然者，阴不得有汗，今头汗出，故知非少阴也，可与小柴胡汤。设不了了者，得屎而解。"

"酒家朱三者，得伤寒六七日，自颈以下无汗，手足厥冷，心下满，大便秘结。或者见其逆冷，又汗出满闷，以为阴证。予诊其脉沉而紧，曰：此证诚可疑，然大便结者为虚结也，安得为阴？脉虽沉紧，为少阴证。然少阴证多自利，未有秘结。予谓此半在表，半在里也，投以小柴胡汤，大便得通而愈。"

这是宋代医家许叔微《伤寒九十论》中的一则案例。

手足厥冷不得误用四逆辈，心下满、大便秘结不得误用承气汤、泻心汤。

症见发热、恶风、头项强、手足热、口渴、胁下满，该如何治疗？

发热、恶风、头项强，似太阳病；发热、手足热、口渴，似阳明病。但胁下满，不是太阳、阳明见症，而是少阳见症。

三阳合病？

治以少阳和解一法为主。如脉浮，兼开太阳；如脉洪、脉实，兼清阳明或泻阳明；如脉弦细，和解少阳即可。

《伤寒论》第 99 条："伤寒四五日，身热恶风，颈项强，胁下满，手足温而渴者，小柴胡汤主之。"

发热解后，无明显诱因，发热又见，该如何治疗？

余邪未尽？体虚复感？如脉象不浮不沉，可用小柴胡汤和解。

如脉浮或脉沉，在和解的基础上用汗法或下法，仍用小柴胡汤加减。

《伤寒论》第 394 条："伤寒瘥以后，更发热，小柴胡汤主之。脉浮者，以汗解之；脉沉实者，以下解之。"

女子外感，无明显原因突然出现烦躁较甚，甚则谵语，入夜更甚，伴随寒热往来或定时发热，有胸胁痞硬，无大便不通，脉见弦或弦迟。

该如何治疗？

当问经期。

如正值经期，或经行又止，当考虑热入血室，邪与血结。不可误用汗法、下法，治用小柴胡汤和解，可适当加用调经之药，或刺期门穴。

《伤寒论》第 143 条："妇人中风，发热恶寒，经水适来，得之七八日，热除而脉迟身凉。胸胁下满，如结胸状，谵语者，此为热入血室也，当刺期门，随其实而取之。"

《伤寒论》第 144 条："妇人中风，七八日续得寒热，发作有时，经水适断者，此为热入血室，其血必结，故使如疟状，发作有时，小柴胡汤主之。"

《伤寒论》第 145 条："妇人伤寒，发热，经水适来，昼日明了，暮则谵语，如见鬼状者，此为热入血室，无犯胃气，及上二焦，必自愈。"

一呈坎罗氏女，为锡卣家嫂之侄女也，庚申年十八岁，未出室。秋月患病十余日，终日见鬼，所说皆鬼话，夜则尤甚，彻夜不睡，昼亦不食。其家畏甚，谓有鬼祟凭之。初延他医视之，谓是心事抑郁而成，用开郁药不效。嗣又云是心神不安，用枣仁、远志、茯神之类，又不应。嗣又云是痰与火，用半夏、胆星、川连之类，又不应，始迎余治之。余诊其脉，唯两关脉沉数。余问其家人：起病之初，可是感寒发热头痛起否？答云：是感寒起。余又问：感寒发热之时，可遇月信至否？答云：正是。余又问：月信至，可是一日或半日即忽止否？答云：往常每五日方尽，今只日半就止了。余曰：此热入血室症也，极易好。用小柴胡汤，去人参，加当归、丹皮、桃仁、生地、红花、牛膝、木通。病者诊后，愈添说鬼，竟自作鬼语。恰似有鬼附之而然者，其家畏甚。余嘱无畏，但服我药，鬼自退，日服一剂，不要间断，自然渐轻。至月信复行，则痊愈矣。服药四剂，果然不甚说鬼。服十余剂后，经水复行，而前病顿失矣。

这是清代医家吴天士《医验录初集》中的一则案例。

终日见鬼，彻夜不睡，病证持续。起病与月经相关，热入血室，用小柴胡汤去人参之补，加活血调经之品，服至经行而愈。

热入血室，神志异常，用解郁、安神、祛痰、泻火、养心等治法通常是没有效用的。

丁未岁，一妇患伤寒，寒热，夜则谵语，目中见鬼，狂躁不宁。其父访予询其治法。予曰：若经水适来适断，恐是热入血室也。越日，亟告曰：已作结胸之状矣。予为诊之曰：若相委信，急行小柴胡汤等必愈。前医不识，涵养至此，遂成结胸证，药不可及也。无已，则有一法，刺期门穴，或庶几愈，如教而得愈。

这是当代医家朱卓夫《临证心得》中的一则案例。

热入血室不能及时治疗，可出现"如结胸状"，治疗"当刺期门，随其实而取之"。

症见耳聋、目赤、胸满、心烦，该如何治疗？

胸满、寸脉大，可考虑是否有可吐之证；腹满、心烦、脉实，可考虑是否有可下之证。胸满、心烦伴耳聋、目赤，如脉见弦细，考虑少阳病，不可误用吐法、下法，可用小柴胡汤和解治疗。

《伤寒论》第 264 条："少阳中风，两耳无所闻，目赤，胸中满而烦者，不可吐下，吐下则悸而惊。"

市人周姓者，同里俱病，头痛发热，耳聋目赤，胸中满闷。医见外证胸满，遂吐之。既吐后，病宛然在。观其目赤，发热，复利之，病不除，惴惴然恂慄。予诊视之，曰：少阳误吐下之过也。仲景云：少阳中风，两耳无所闻，目赤，胸满而烦者，不可吐下，吐下则惊而悸，此当用小柴胡汤，今误吐下，遂成坏证矣。乃以牡蛎四逆汤调于前，继之以桂枝柴胡各半汤，旬日瘥。

这是宋代医家许叔微《伤寒九十论》中的一则案例。

中医用方用药，需整体辨证，而不能对症施治。少阳病，辨证治疗当用小柴胡汤，对症误用吐法、下法后，转为坏证，惊而悸，惕惕然恂慄。治疗先以牡蛎四逆汤回阳敛镇，继以桂枝柴胡各半汤和解祛邪。

表证治以汗法，里证治以吐法或下法。少阳病既不在表，也不在里，治疗禁忌单独使用汗法或单独使用吐法、下法。

治疗少阳病不可用吐法、下法。少阳病见头痛、发热，可以使用汗法治疗吗？如使用汗法治疗，头痛、发热会缓解吗？

不可以。不会缓解。少阳病用汗法治疗，极易转为阳明病，而出现谵语、烦躁、心悸等病证。

少阴病

伤寒，反复治疗后，寒热已解，现症见畏寒、手足凉、精神差、大便稀、小便清，脉沉细微。

该如何治疗？

没有发热，一派寒证，这是和三阳病完全不同的另一组病证。与阳病相对应，是阴病。

《伤寒论》第 7 条："病有发热恶寒者，发于阳也；无热恶寒者，发于阴也。发于阳，七日愈；发于阴，六日愈。以阳数七，阴数六故也。"

条文中两个"恶寒"临床表现不同。前一个恶寒侧重于身冷，后一个恶寒侧重于怕冷。后世医家多把发于阴的"恶寒"称为畏寒，以示有别。

经过观察，这一组病证可用一症、一脉来概括其共性，即脉微细、但欲寐。

给这一组病证取个名，叫少阴病。

《伤寒论》第 281 条："少阴之为病，脉微细，但欲寐也。"

少阴病，该怎么治疗？

阴证，寒证，当用热药。

用附子。

附子，《神农本草经》中记录："味辛，温。主风寒咳逆邪气，温中，金创，破癥坚积聚，血瘕，寒湿踒躄，拘挛膝痛，不能行步。"《名医别录》中记录："味甘，大热，有大毒。主治脚疼冷弱，腰脊风寒，心腹冷痛，霍乱转筋，下痢赤白，坚肌骨，强阴。又堕胎，为百药长。"

附子大辛大热，去阴寒，回阳气，病人服后精神好转，身体暖和。

附子治疗少阴病，用量不好把握。量小效差，量大极易中毒，古人发现"有大毒"。

怎么办？

配甘草。

从单味药治病到复方治病，甘草应该是较早使用，也是较多使用的一味中药。《名医别录》中记录其："无毒……解百药毒，为九土之精，安和七十二种石，一千二百种草。"

自身无毒，而又能安和他药、解毒他药。

附子配甘草，可以明显减少附子中毒的发生，并且能让附子去寒回阳的作用持续、绵长。

附子配甘草，对大便稀或下利症状的缓解效果较差。

怎么办？

配干姜。配上干姜，这一症状的改善明显。同时观察到，配入干姜后，又能明显提高去寒回阳的作用，减少附子的用量，减少中毒的发生。

这样，由附子、干姜、甘草组成了一张方剂，取名四逆汤。

四逆汤方："甘草二两炙，干姜一两半，附子一枚生用去皮破八片。"

《伤寒论》第 282 条："少阴病，欲吐不吐，心烦，但欲寐。五六日自利而渴者，属少阴也，虚故引水自救，若小便色白者，少阴病形悉具，小便白者，以下焦虚有寒，不能制水，故令色白也。"

《伤寒论》第 323 条："少阴病，脉沉者，急温之，宜四逆汤。"

吐、利、汗出，伤阳损气，阳虚阴盛则见手足厥冷，阳虚欲绝则见脉微欲绝，四逆汤治疗手足厥冷、脉微欲绝者。后世医家称四逆汤为回阳救逆方。

《伤寒论》第 388 条："吐利，汗出，发热，恶寒，四肢拘急，手足厥冷者，四逆汤主之。"

《伤寒论》第 389 条："既吐且利，小便复利而大汗出，下利清谷，内寒外热，脉微欲绝者，四逆汤主之。"

这两个条文所记录的是霍乱。无论伤寒还是霍乱，或者杂病，只要出现手足厥冷、脉微欲绝危证，都可以用四逆汤回阳救逆。

苏×妻，三十余岁。月经期中不慎冲水，夜间忽发寒战，继即沉沉而睡，人事不省，脉微细欲绝，手足厥逆。当即针人中及十宣穴出血，血色紫黯难以挤出。针时能呼痛，并一度苏醒，但不久仍呼呼入睡。此因阴寒太盛，阳气大衰，气血凝滞之故。急当温经散寒，挽扶阳气。拟大剂四逆汤一方。

处方：炮附子八钱、北干姜四钱、炙甘草四钱，水煎，嘱分四次温服，每半小时灌服一次。

病者家属问：此证如此严重，为何将药分作四次，而不一次服下使其速愈？我说：正因其症状严重，才取"重剂缓服"方法。其目的为使药力相继，缓缓振奋其阳气而驱散阴寒。譬如春临大地，冰雪自然融解；如果一剂顿服，恐有"脉暴出"之变，譬如突然烈日当空，冰雪骤解，反致泛滥成灾。家属信服。

服全剂未完，果然四肢转温，脉回，清醒如初。

这是当代医家俞长荣《伤寒论汇要分析》中的一则案例。

病起外感，沉睡神昏，手足厥逆，脉微细欲绝。辨为少阴病，四逆汤证，治以大剂四逆汤分多次频服，四肢转温、脉回而愈。

症见畏寒、手足凉、精神欠佳、胸膈不畅、纳差、时时呕恶、不喜饮。

该如何治疗？

畏寒、手足凉、精神欠佳、不喜饮，似少阴病。如脉见微细，考虑证属少阴病，纳差、胸膈不畅、时时呕恶为阳虚阴盛、寒饮弥漫胸膈引起。治疗当以温振阳气、温散阴寒为法，用四逆汤（加减）。

注意，倘脉不微细而见弦迟，且病证初发，当考虑膈上有形实邪阻滞致胸膈不利、时时呕恶。此时治疗需用吐法，涌吐有形邪实，用方如瓜蒂散。

《伤寒论》第 324 条："少阴病，饮食入口则吐；心中温温欲吐，复不能吐。始得之，手足寒、脉弦迟者，此胸中实，不可下也，当吐之；若膈上有寒饮，干呕者，不可吐也，当温之，宜四逆汤。"

> 黄庶常翁令政，年近四十，于五月初旬，唯熟睡不醒，呼醒又睡。胸背胀痛，呕吐不能食，不知何病，招余诊视。脉沉细紧滑，恶寒足冷，以前病论之，此少阴中寒而兼痰饮也。《经》曰：少阴病但欲寐，此证是已。诸阳受气于胸中，转行于背。今胸背胀者，寒痰冷气，上参于阳部，幸未厥逆，急以四逆汤加半夏、茯苓，日投三剂，计用附子七钱五分。服至七日，即霍然起矣。

这是《素圃医案》中的一则案例。

昏睡、恶寒、足冷，考虑寒邪直中少阴。脉沉主里，脉细主虚，脉紧主寒，脉滑主痰。寒痰冷气痹阻胸背，见胸背胀痛、呕吐不能食。治以四逆汤温阳祛寒，加半夏、茯苓温燥祛痰。

案中用附子法，小量频服。

症见手足逆冷、呼多吸短、冷汗频出、不饮不食、大便自遗，脉见弦大。

该如何治疗？

少阴病，阳脱之象，急当回阳固脱，用四逆汤（加减）。

少阴病，阳微阴盛，多见脉微细、无汗出，如发展至阳脱、阳越，可见脉弦大、冷汗出。

《伤寒论》第283条："病人脉阴阳俱紧，反汗出者，亡阳也，此属少阴，法当咽痛而复吐利。"

四逆汤所治，是虚证还是实证？

"脉微细，但欲寐"，应是虚证、大虚证。但四逆汤不是通过补法来治疗虚证的，而是通过祛除阴寒而起到回复阳气的作用，附子、干姜是祛邪药而不是温补药。《严氏济生方》中治疗"五脏中寒"，因不善调摄，触冒寒邪而突发"口噤，四肢强直，失音不语，或卒然晕闷，手足厥冷"，用干姜、附子、甘草三药组成姜附汤："干姜（炮），附子（炮，去皮脐），甘草（炙）各等分。上㕮咀，每服四钱，水一盏半，生姜五片，煎至七分，去滓，温服，食前。"三药相伍，治疗中寒实证，治法为"温散之"。

姜附汤有加减："大抵中寒脉必迟紧；挟风则脉浮，眩晕不仁；兼湿则脉濡，肿满疼痛。""挟风不仁，加防风半两；兼湿肿满，加白术半两；筋脉挛急，加木瓜半两；肢节疼痛，加桂心半两。"

少阴病治用温法，临床中当注意什么呢？

特别注意不可误用汗法、下法。

《伤寒论》第 284 条："少阴病，咳而下利，谵语者，被火气劫故也，小便必难，以强责少阴汗也。"

《伤寒论》第 285 条："少阴病，脉细沉数，病为在里，不可发汗。"

《伤寒论》第 286 条："少阴病，脉微，不可发汗，亡阳故也；阳已虚，尺脉弱涩者，复不可下之。"

《伤寒论》第 294 条："少阴病，但厥，无汗，而强发之，必动其血。未知从何道出，或从口鼻，或从目出者，是名下厥上竭，为难治。"

畏寒四逆、言语无力、时时昏睡、脉沉细，但口气不清、口燥咽干、腹有胀痛、下利臭秽稀水。

该如何治疗？

畏寒四逆、言语无力、时时昏睡、脉沉细，少阴病；口燥咽干、腹有胀痛、下利臭秽稀水，阳明腑实证。少阴病兼阳明腑实证。治疗当急用大承气汤泻下存阴。

少阴病阳微阴盛，不可误用汗法和下法。但病有标本缓急，临床上也有急用、暂用汗法、下法者。

《伤寒论》第 320 条："少阴病，得之二三日，口燥咽干者，急下之，宜大承气汤。"

《伤寒论》第321条："少阴病，自利清水，色纯青，心下必痛，口干燥者，急下之，宜大承气汤。"

《伤寒论》第322条："少阴病，六七日，腹胀不大便者，急下之，宜大承气汤。"

在辨为少阴病的同时，注意捕捉阳明腑实的征兆。

后世医家称这三条为"少阴三急下证"。

临床上，少阴病兼阳明腑实证，治疗时强调急下存阴的急迫性，但也需要注意患者的年龄、体质，以及少阴病的轻重，必要时也可以少阴、阳明合治。

邓某，湘乡人，离我家有三十里之遥，夜半以舆迎诊，谓其子腹痛、腹泻，日夜无度，食不能入口已两星期。近地诸医尽皆束手，有奄奄待毙之势，请予星夜临诊，及至其家，见其大小潸然，均以此子不可救药。余诊其脉六部沉细而数，但按之有力，冷汗淋漓如雨，四肢逆冷如冰，声音低小，腹痛剧烈，按之更甚，泻后痛减。溯其病之由来，因元宵日食粉团后，遂尔痛泻交加。余沉思良久，非导滞推荡不可，而其脉之沉细、四肢逆冷、汗出如雨，非补中扶阳，莫能奏效。余遂以见证论治，拟用附子理中汤合大承气汤治之（人参二钱、野白术五钱、干姜三钱、附片六钱、大黄五钱、厚朴三钱、枳实二钱、芒硝三钱、炙甘草三钱），晨饭后服完一帖，大便连泻两次，于是痛遂减少，汗亦旋止，继用附子理中汤加香砂少许，诸症霍然。

这是当代医家朱卓夫《临证心得》中的一则案例。

四逆如冰，冷汗如雨，腹泻无度，奄奄待毙，少阴病无疑。但腹痛剧烈，脉沉按有力，有阳明腑实证。治用大承气汤急下腑实，合四逆加人参汤急治少阴。

食不入口，腹泻无度，加入白术，腑气畅后继加香、砂，三药治疗太阴。本案实为少阴、太阴、阳明合病，四逆汤合理中汤合大承气汤，少阴、太阴、阳明同治。附子理中汤为四逆汤与理中汤的合方。

如何判断少阴病的预后？

《伤寒论》中用大量的文字讨论少阴病的预后，重在明理。

脉紧转脉微，提示寒邪去；手足冷转手足温，提示阳气复。阴寒去，阳气复，虽有心烦、下利，预后佳。

《伤寒论》第 287 条："少阴病脉紧，至七八日，自下利，脉暴微，手足反温，脉紧反去者，为欲解也；虽烦，下利，必自愈。"

少阴病，阳虚阴盛，常可见四逆、下利。如下利止、手足转温，为阳气来复之象，预后佳。

《伤寒论》第 288 条："少阴病，下利，若利自止，恶寒而踡卧，手足温者，可治。"

少阴病，多见身凉畏寒而踡卧，喜静不烦。如见身转温，有烦热感，多为阴退阳复之象，预后佳。

《伤寒论》第 289 条："少阴病，恶寒而踡，时自烦，欲去衣被者，可治。"

少阴病误用辛温汗法，致阴亏血热而动血。治疗血证需用阴柔、寒凉，而治疗少阴病忌用阴柔、寒凉。因此，少阴病见出血往往预后欠佳。

《伤寒论》第 294 条："少阴病，但厥，无汗，而强发之，必动其血。未知从何道出，或从口鼻，或从目出者，是名下厥上竭，为难治。"

少阴病阳微阴盛，往往见畏寒、四逆、踡卧、下利等症。随着病程的进展，如诸症渐好转，为阳复阴退之象，预后佳；如诸症不见好转，且有加重趋势，则为阴进阳退之象，易出现纯阴无阳之危象，预后欠佳。

《伤寒论》第 295 条："少阴病，恶寒身踡而利，手足逆冷者，不治。"

少阴病，吐利不止、四肢逆冷，当见喜静踡卧。如吐、利、四逆无好转，而见躁烦不宁，考虑阴盛阳脱之象，预后往往不佳。

《伤寒论》第 296 条："少阴病，吐利，躁烦，四逆者死。"

少阴病，阳微阴盛下利。下利止，往往是阳回阴退之象，病人的整体状况随之好转。倘下利止而整体状况并不好转，且出现头晕目黑之象，多是阴竭无物可利之象。阳微阴竭，预后不佳。

《伤寒论》第 297 条："少阴病，下利止而头眩，时时自冒者，死。"

少阴病，四逆、踡卧、脉微细近于绝，当身静不动。如见躁扰不宁，为阴盛阳脱之象，预后不佳。

《伤寒论》第 298 条："少阴病，四逆，恶寒而身踡，脉不至，不烦而躁者，死。"

少阴病，随着病程迁延，诸症不见好转，反而出现呼多吸少之象，元气将竭，预后不佳。

《伤寒论》第 299 条："少阴病六七日，息高者，死。"

少阴病，随着病程迁延，诸症不见好转，反而新增下利，躁扰不寐，多是阴盛阳脱之象，预后不佳。

《伤寒论》第 300 条："少阴病，脉微细沉，但欲卧，汗出不烦，自欲吐，至五六日，自利，复烦躁不得卧寐者，死。"

少阴病，上吐下利，又见发热。如发热见而手足厥逆更甚，为虚阳外越之象，预后不佳；如发热见而手足厥逆随之缓解，提示阳气来复（阳复太过），往往预后佳。

少阴病，上吐下利，脉微转脉不至。如身凉、手足厥逆加重见脉不至，往往是阳绝之象，预后不佳；如身凉转热、手足厥逆转温而见脉不至，可能为阳复过程中的阴阳之气不相顺接，往往预后佳。

《伤寒论》第 292 条："少阴病，吐利，手足不逆冷，反发热者不死。脉不至者，灸少阴七壮。"

太阴病

伤寒，反复治疗后，寒热已解，现症见纳食欠佳、腹胀腹痛、大便溏泻，口不渴，没有"但欲寐，脉微细"。

该如何治疗？

没有发热，不属于三阳病，当属阴病。

阴病，但又不同于少阴病，给这一组病证取个名字？

太阴病。

太阴病怎么治疗？

治疗太阴病腹胀、腹痛，不可以使用治疗阳明病腹胀、腹痛的下法。

病证属阴、属寒，当用温法。用四逆汤加减治疗，有效。

《伤寒论》第 273 条："太阴之为病，腹满而吐，食不下，自利益甚，时腹自痛。若下之，必胸下结硬。"

《伤寒论》第 277 条："自利不渴者，属太阴，以其脏有寒故也，当温之，宜服四逆辈。"

在使用四逆辈治疗太阴病过程中，腹胀、便泻没有痊愈，病人就出现了口疮、咽痛、鼻干等症状，被迫中止治疗。为什么会出现这种情况呢？

使用附子的原因。

治疗太阴病，不应该用附子，应该用干姜。

干姜，《神农本草经》中记录："味辛，温。主胸满咳逆上气，温中，止血，出汗，逐风湿痹，肠澼下利。"《名医别录》中记录："大热，无毒。主治寒冷腹痛，中恶，霍乱，胀满，风邪诸毒，皮肤间结气，止唾血。"

使用干姜，还是容易"上火"。怎么办？

配甘草。

干姜配甘草，有很好的温中、消胀、止痛、开胃、止泻的作用。

在使用干姜配甘草治疗太阴病的过程中，一部分病人痊愈了，还有一部分病人表现为少气无力、纳食不香，较长时间不能痊愈。怎么办？

加入人参、白术，疗效明显。

这样，由人参、白术、干姜、甘草组成了一张新的方剂，取名理中汤。

理中汤方："人参、干姜、甘草炙、白术各三两。上四味，捣筛，蜜和为丸，如鸡子黄许大……然不及汤。汤法：以四物依两数切，用水八升，煮取三升，去滓，温服一升，日三服。"

元代医家王好古构建了"内伤阴证学说"，其在《阴证略例》中治疗内伤太阴病的主方是理中丸（汤）。

刘某，男，50岁。零陵芝城人。性嗜酒，近月患腹痛，得呕则少安，发无定时，唯饮冷感寒即发。昨日又剧痛，遍及全腹，鸣声上下相逐，喜呕，欲饮热汤，先以为胃中寒，服理中汤不效。再诊，脉微细，舌白润无苔，噫气或吐痰则痛缓，按其胃无异状，腹则膨胀如鼓，病在腹而不在胃，审系寒湿结聚之证。盖其人嗜酒则湿多，湿多则阴盛，阴盛则胃寒而湿不化，水湿相搏，上下攻冲，故痛而作呕。治当温中宽胀燥湿为宜。前服理中汤不效者，由于参术之补，有碍寒湿之行，而转以滋胀，虽有干姜暖中而不化气，气不行则水不去，是以不效。改以厚朴温中汤，温中宫则水湿通畅，调滞气则胀宽痛止。但服后腹中攻痛尤甚，旋而雷鸣，大吐痰涎碗许，小便增长，遂得胀宽痛解。其先剧而后缓者，是邪正相争，卒得最后之胜利，亦即古人"若药不瞑眩，厥疾不瘳"之理也。再剂，诸证如失，略事调补而安。

这是当代医家赵守真《治验回忆录》中的一则案例。太阴病的病机关键在于邪，寒邪，或寒湿之邪。

陈某，男，30岁。因脐腹时痛，大便常溏，日行2~3次半年余，于1978年3月16日到卫生院诊治。诊见体倦神疲，食欲不振，腹痛喜按喜温。舌苔白滑，脉沉缓弱。诊为脾胃虚寒泄泻，由于脾胃虚寒，寒湿内盛，运化失司所致。

亦即《伤寒论》太阴病虚寒下利证。治宜温中散寒，健脾燥湿，拟理中汤加味：白术、党参、茯苓、炙甘草各9克，陈皮、干姜各6克。连服二剂后复诊，腹痛腹泻均止，食欲稍增，精神大振。改用理中丸调理三天，以巩固疗效，药后病愈。

这是当代医家黄卿发《伤寒六经病证治验选录》中的一则案例。

本案是内伤病，表现为太阴病虚寒下利证，治以理中汤补益脾胃、温中祛寒，加茯苓、陈皮和中祛湿。

症见身黄、小便不利、手足温，脉见浮缓。

是太阳病吗？

不是。湿热蕴滞中焦，可归于太阴病。

症见多日不大便，小便利，无身热，脉见浮缓。

是太阳病吗？是阳明病吗？

都不是。有可能秽浊蕴滞中焦，是太阴病。

症见多日不大便，小便利，无身热，脉见浮缓。突然出现烦热、泄泻，且泄泻较甚。

该如何治疗？需要止泻吗？

观察病证的变化。如泻后自觉较为舒适，无明显腹痛、乏力等见症，不需要止泻。秽浊泻出后，泄泻自止。

《伤寒论》第278条："伤寒脉浮而缓，手足自温者，系在太阴。太阴当发身黄；若小便自利者，不能发黄。至七八日，虽暴烦，下利日十余行，必自止，以脾家实，腐秽当去故也。"

壬申四月，岩镇江君洪南，患伤寒、呕吐、下腹痛极。初医有作感冒治者，有作停食治者，更有作肝火治者。第五日，痛不可忍，两手厥冷，始迎余诊之，脉沉迟细涩。余曰：此太阴证伤寒也。痛在脐下，乃厥阴部位，阴证之至狠者。闻有人作肝火治，若认作肝火，必有寒凉，一剂寒凉，便不能挽回矣。其令弟丹五云：今日果有某医谓是肝火，用黑栀子、青黛，因相迎先生，此剂遂存下未服。

余曰：幸尔未服。设若服过，弟不敢用药矣，如果未服，可包无恙。只是药力要重，一日要两剂。立方每剂用附子三钱，肉桂、炮姜各二钱，白术三钱，陈皮一钱，半夏、吴萸各八分，木香七分，川椒五分，茯苓一钱五分，泽泻一钱，人参五钱。阅二日，已服药四剂，手足温，呕吐止，腹痛减而未尽除。余曰：此腹痛，必要下痢方止。其尊公玉章翁忙问曰：下痢将奈何？余曰：无畏，此症必要下痢。

玉翁曰：昨某先生云此症不宜大便。余曰：非也。凡阴证，下腹痛甚者，其浊阴之气，必要从大便中去。伤寒书所谓秽腐当去是也。秽腐不去，腹痛何由止？

又问何时再下痢？余曰：正气回，邪气不能容。已服驱寒药四剂，今日再服一二剂，今晚明日即要大便，每日五六次不碍，不要怕。又服二剂，晚间果作痢，一昼夜共七八次。仍照前药，每日二剂，又服四日。痢三日自止，而痛亦全却矣。

玉翁喜曰：先生之言，无一字不验。言之于前，必应之于后。他医谓不可大解，先生谓愈痢愈好。果然连日下痢，精神愈好，腹内愈宽舒。可见他医皆是猜病，不是医病也。今腹痛已除，粥食渐进，大事再无可虑否？余曰：此病原说无虑，只怕药不当耳。将前方除去吴萸、木香二味，人参仍用五钱，余悉照前，每日只服一剂。服至七八日，又减轻，加当归、山萸，又服十余日而起。

这是清代医家吴天士《医验录二集》中的一则案例。

不仅下利后不更方，待利自止。且能预判下利，预判必须下利后腹痛才能痊愈。

症见上吐、下泻、肚子疼，来势急速，较短时间内可以出现病危。这是太阴病吗？

不是。这是霍乱。

该如何治疗？

分清寒热。寒霍乱用理中汤。

理中汤有很好的止吐、止泻作用。为方便急用，可以用理中丸。

理中丸服用法："以沸汤数合，和一丸，研碎，温服之，日三四，夜二服。腹中未热，益至三四丸。"

治疗霍乱，较短时间服至腹中热才能达到止吐、止泻的作用。治疗太阴病，可缓服，不需较短时间内服至腹中热。

《伤寒论》第382条："问曰：病有霍乱者何？答曰：呕吐而利，此名霍乱。"

《伤寒论》第386条："霍乱，头痛，发热，身疼痛。热多欲饮水者，五苓散主之。寒多不用水者，理中丸主之。"

《伤寒论》第387条："吐利止而身痛不休者，当消息和解其外，宜桂枝汤小和之。"

霍乱，先用理中丸止吐泻，继用桂枝汤解其外。

> 曹生初病伤寒，六七日，腹满而吐，食不下，身温，手足热，自利，腹中痛，呕，恶心，医者谓之阳多，尚疑其手足热，恐热蓄于胃中而呕吐，或见吐利而为霍乱，请予诊：其脉细而沉，质之，曰："太阴证也。""太阴之为病，腹满而吐，食不下，自利益甚，时腹自痛。"予止以理中丸。用仲景云如鸡子黄大，昼夜投五大枚，继以五积散，数日愈。

这是宋代医家许叔微在《伤寒九十论》中的一则案例。

本案上吐下泻，但病已六七日，反证吐泻之势较缓（六七日内是否有六经传变不可知），故不辨为霍乱而辨为伤寒太阴证。案中用方值得揣摩：先与理中丸，继以五积散。理中丸功在止吐泻，案中用一"止"字。吐泻止后，愈病改用五积散。

热病已愈，口涎多，时时唾涎沫，久久不愈。伴见口中和，不喜饮，小便清利。

该如何治疗？

涎为津停。口中和，小便清利，除外热证。考虑在热病治疗中，凉药过用，伤及脾肺，致脾肺虚寒，津停不化。治以理中丸，温补脾肺。

《伤寒论》第 396 条："大病瘥后，喜唾，久不了了，胸上有寒，当以丸药温之，宜理中丸。

赵某，女，51 岁。因热病愈后，经常泛吐清涎、唾沫，食欲不振，小便清利半月，于 1967 年 3 月 4 日到县医院中医科门诊。舌淡苔白，脉沉缓弱。并见神疲体倦，大便微溏，日行一次。诊为太阴虚寒喜唾证。证由病后脾阳不运，津液上泛而为病。治宜温中散寒，健脾燥湿为法，拟理中汤加味：党参、白术、干姜、炙甘草各 9 克，砂仁 3 克，法半夏、陈皮各 6 克。连服二剂，泛吐涎唾减少，食欲稍振，原方续服 2 剂而愈。

这是当代医家黄卿发《伤寒六经病证治验选录》中的一则案例。

热病愈后，泛吐涎唾久不愈，伴见虚寒脉症。辨为太阴虚寒喜唾证，治用理中汤温补太阴，加砂仁、半夏、陈皮温中燥湿祛痰。

厥阴病

少阴病，太阴病，两个阴病。与三阳病相对应，还应该有一个阴病。

怎么办？

加一个阴病，叫厥阴病。

把不属于阳证，又无法归入少阴病、太阴病的一类病症，表现为寒热不齐，与厥相关者，都归入厥阴病中。

以蛔虫病为例论治厥阴病。

《伤寒论》第 326 条："厥阴之为病，消渴，气上撞心，心中疼热，饥而不欲食，食则吐蛔。下之利不止。"

上热下寒正气虚。

《伤寒论》第 338 条："伤寒脉微而厥，至七八日肤冷，其人躁无暂安时者，此为脏厥，非蛔厥也。蛔厥者，其人当吐蛔。今病者静，而复时烦者，此为脏寒，蛔上入其膈，故烦，须臾复止，得食而呕，又烦者，蛔闻食臭出，其人常自吐蛔。蛔厥者，乌梅丸主之。又主久利。"

乌梅丸方："乌梅三百枚，细辛六两，干姜十两，黄连十六两，当归四两，附子六两，炮，去皮，蜀椒四两，出汗，桂枝六两，去皮，人参六两，黄柏六两。上十味，异捣筛，合治之，以苦酒渍乌梅一宿，去核，蒸之五斗米下，饭熟捣成泥，和药令相得，纳臼中，与蜜杵二千下，丸如梧桐子大，先食饮服十丸，日三服，稍加至二十丸。禁生冷、滑物、臭食等。"

萧某，老农也。腹中攻痛，上下窜扰，频吐清涎，痛剧则肢厥，数月一发以为常。自疑属寒积所致，煎姜艾汤冲胡椒末，往往获效。冬月不慎风寒，经医用解表及消导药，表解而腹痛益增，走注不定，甚至昏厥，医又认为大建中汤证，服药痛仍未止。医院检查为蛔虫集结肠间，用山道年杀虫药，虫不下，亦不便，痛视前增剧。又认为肠绞结，须开刀，否则多危险。患者惧而至中医院诊治，其脉参差不一，乍大乍小，面色萎黄，并有白斑，唇红，舌白润，口不渴，肢冷吐涎，腹中攻痛，发作有时，此为虫证。《病源》有云："蛔虫者……或因脏腑虚弱而动，或因食肥甘而动。其发动，则腹中痛，发作肿聚，去来上下，痛有休息，亦攻心痛，口喜吐涎及吐清水。"按与本证相合，既属虫证，当作虫治。但病久体虚，阳微阴盛，不宜专于驱虫，而应扶阳温中佐以杀虫，则相互为用，可收指臂之效。处方乌梅丸加减：

乌梅五钱，干姜、党参、附子、肉桂、当归、蜀椒各三钱，细辛一钱，去苦寒之连、柏，加杀虫之槟榔、雷丸各三线，雄黄末八分（兑），并用赭石一两。

意在用温补药以增强胃肠，用杀虫药以驱虫内散，使不结聚，复用重坠药乘势逐其下行，则肠结可解，大便能通，虫亦难安，势将随便排出矣。水煎顿服，一日二剂，稀便数次，杂下死蛔二十余条，痛减肢温，脉现细弱，尚属阳微不振，气血大虚，乃于前方去杀虫药，又服五剂，痛解全安，随用十全大补汤调理。

这是当代医家赵守真《治验回忆录》中的一则案例。蛔虫病，治以乌梅丸加减。

乌梅丸方是治疗蛔虫病的常用方，也可看作专用方。

乌梅丸方中，用到了乌梅的酸温，细辛、干姜、附子、蜀椒、桂枝的辛热，黄连、黄柏的苦寒，人参、当归的甘温，酸收、热散、寒清、甘补，融补虚、泻实、清热、祛寒于一方，可用于治疗虚实寒热并见诸病证者。

黄某，男，47岁，市民。

呕吐历七个月之久，百治不效。诊见：呕吐时作，胃脘嘈杂，胸中烦热，手足厥冷，少腹不温，气短乏力。舌红，苔中剥，脉弦。

本病为阴阳之气不相顺接，各随其势，独居一端，因而出现寒热错杂之证。胃居中以和降为顺，若阴阳之气乱于中焦，其和降之职自必不行，不行即逆，故久呕不愈。治以清温并用，交通阴阳。宜乌梅丸加减调治。

方药：乌梅9克，细辛3克，干姜9克，当归9克，

　　附片9克，川椒6克，党参9克，旋覆花9克（布包），
桂枝6克，黄柏6克，黄连6克，二剂。水煎服。

　　上方服一剂后，呕吐大减；二剂尽，喜告病愈。

　　这是当代医家赵清理《临证心得选》中的一则案例。

　　寒热不齐，脾胃不和，可以表现为久泻，也可以表现
为久呕。只是治疗久泻，需重温涩。而治疗久呕，需重降
逆，如本案加用旋覆花。

　　什么是厥？

　　《伤寒论》第337条："凡厥者，阴阳气不相顺接，便
为厥。厥者，手足逆冷是也。"

　　《医宗金鉴》中注解："阴阳不相顺接者，谓阴阳之气
不相顺接交通也。不相顺接交通，则阳自阳而为热，阴自
阴而为寒，即为厥病也。"

　　厥病如何治疗？都可以用乌梅丸治疗吗？

　　当分虚实寒热，随证治之。

　　蛔厥治用乌梅丸，脏厥治用四逆辈。

　　《伤寒论》第350条："伤寒，脉滑而厥者，里有热，
白虎汤主之。"

　　《伤寒论》第351条："手足厥寒，脉细欲绝者，当归
四逆汤主之。"

　　《伤寒论》第352条："若其人内有久寒者，宜当归四
逆加吴茱萸生姜汤主之。"

　　《伤寒论》第353条："大汗出，热不去。内拘急，四

肢疼，又下利，厥逆而恶寒者，四逆汤主之。"

《伤寒论》第 354 条："大汗，若大下利而厥冷者，四逆汤主之。"

《伤寒论》第 355 条："病人手足厥冷，脉乍紧者，邪结在胸中。心下满而烦，饥不能食者，病在胸中，当须吐之，宜瓜蒂散。"

《伤寒论》第 356 条："伤寒厥而心下悸者，宜先治水，当服茯苓甘草汤，却治其厥；不尔，水渍入胃，必作利也。"

清热、通阳、回阳、涌吐、利水，都为治厥之法。

如何判断厥阴病的预后？

阴病，脉象由阴向阳转变，为阳复之象，预后佳。

《伤寒论》第 327 条："厥阴中风，脉微浮为欲愈；不浮，为未愈。"

阴病，由不渴渐转口渴，往往是阳复之象，预后佳。

《伤寒论》第 329 条："厥阴病，渴欲饮水者，少少与之，愈。"

阴病，手足厥冷，脉微。如见烦躁，有两种可能：一是烦躁出现，手足厥冷好转，为阳回之象，预后佳。二是烦躁出现，手足厥冷不好转甚至加重，为阳脱之象，预后不佳。

《伤寒论》第 343 条："伤寒六七日，脉微，手足厥冷，烦躁，灸厥阴，厥不还者，死。"

阴病，手足厥冷、下利。如见发热，有两种可能：一是发热出现，手足厥冷，下利好转，为阳回之象，预后佳；二是发热出现，手足厥冷，下利不好转，甚或加重，或有出现躁扰不宁，为阳脱之象，预后不佳。

《伤寒论》第344条："伤寒发热，下利，厥逆，躁不得卧者，死。"

《伤寒论》第345条："伤寒发热，下利至甚，厥不止者，死。"

《伤寒论》第346条："伤寒六七日不利，便发热而利，其人汗出不止者，死。有阴无阳故也。"

阴病，下利、手足厥冷，见无脉，阴盛阳竭之危候，急用灸法回阳。灸后脉见，且手足厥冷有减轻，为阳回之象。如灸后脉仍不见，手足厥冷不减，又增喘促者，阳竭之象，预后不佳。

《伤寒论》第362条："下利，手足厥冷，无脉者，灸之不温，若脉不还，反微喘者，死。少阴负趺阳者，为顺也。"

少阴负趺阳，指太溪脉小于冲阳脉。寸口无脉时可诊太溪脉、趺阳脉。太溪脉候肾气，趺阳脉候胃气。

阴病，下利、手足逆冷，又见身微热而口渴。如身微热而口渴，见脉弱，阳复之象，预后佳；如身微热而口渴，见脉大或脉实，或为阳脱，或为邪实，预后不佳。

《伤寒论》第 360 条："下利，有微热而渴，脉弱者，今自愈。"

阴病，下利、手足厥冷。如见脉转数，且伴身微热，有汗出，阳回邪去之征；如脉仍见紧，阴邪未去之象。

《伤寒论》第 361 条："下利，脉数，有微热，汗出，今自愈。设复紧，为未解。"

阴病，下利、手足厥冷，又见口渴、脉转数，为阳复之象。倘口渴，脉数持续，且渐加重，有阳复太过之患，或里有蕴热，易发下利脓血。

《伤寒论》第 367 条："下利，脉数而渴者，今自愈。设不瘥，必清脓血，以有热故也。"

阴病，下利后出现脉绝，手足厥冷，有两种可能：一是下利暴伤阳气，阳气不能接续，致脉绝，手足厥冷；二是下利阳竭。前者阳气可自还，后者阳气不能自还。

《伤寒论》第 368 条："下利后脉绝，手足厥冷，晬时脉还，手足温者生，脉不还者死。"

阴病，下利较甚，当见阴脉。如见实脉，脉证不符，预后不佳。

《伤寒论》第 369 条："伤寒下利日十余行，脉反实者，死。"

阴病，下利，又见发热。如脉沉弦或脉大，有邪实；如脉转微弱数，邪气渐退之象，预后佳。

《伤寒论》第 365 条："下利，脉沉弦者，下重也；脉大者，为未止；脉微弱数者，为欲自止，虽发热不死。"

阴病，下利清谷，手足厥冷，脉见沉迟，伴见身有微热、面部微红。这是阳虚阴盛，阳气有上越之兆。在此基础上如出现眩冒昏晕表现，有可能是阳气来复之象，多可见阴阳和协、汗出而诸证好转。

《伤寒论》第 366 条："下利，脉沉而迟，其人面少赤，身有微热，下利清谷者，必郁冒汗出而解，病人必微厥。所以然者，其面戴阳，下虚故也。"

关于三阳病与三阴病的发病机理

太阳病、阳明病、少阳病，合为三阳病。

如何理解三阳病的发病机理？

人体内有气的升降出入（升浮降沉）。升降出入正常，身体健康；升降出入障碍，身体得病；升降出入停止，生命终止。

恶寒发热，外感寒邪，气机出入障碍，是表证，太阳病。治疗用麻黄汤或桂枝汤，用汗法恢复气机出入障碍。

但热不寒，热邪内蒸，气机升降障碍，是里证，阳明病。治疗用承气汤或白虎汤，用泻法或清法恢复气机升降障碍。

寒热往来，气机升降出入障碍，是半表半里证，少阳病。治疗用小柴胡汤，用和法恢复气机的升降出入。

由于历史原因，我们无法见到张仲景所著《伤寒杂病论》的本来面貌。

我们所能读到的《伤寒论》是后人按"己意"整理而成的。于是，我们据此解读的张仲景远非原本的张仲景，只是我们自认为的张仲景。

《伤寒论》中载有太阳病、阳明病、少阳病、太阴病、少阴病、厥阴病，以及脉、证、治等概念，宋代医家朱肱在《南阳活人书》中提出了六经概念。于是，六经、六经辨证，就逐渐成了《伤寒论》特有的标签。赞同也好，反对也罢，毕竟，我们有了探讨的共同话题。

至今，我们有很多最基本的问题需要面对。如，是六经来源于八纲，还是八纲来源于六经？《伤寒论》与《黄帝内经》在理论上是一脉相承的，还是分途而行的？六经只是阴阳概念，还是包含脏腑、经络概念？六经辨证包含脏腑经络辨证，还是与脏腑经络辨证并列而出？

对这些基本问题的认识，直接影响我们对《伤寒论》的解读和对经方的运用。

对这些基本问题的认识，对每一位学者的影响都是方向性的。

然而，对这些基本问题的认识，我们又很难通过争论而统一。从古至今，"互相訾议，各是其说"是客观存在的，估计在今后很长时间内也将客观存在。清代医家张璐在《伤寒瓒论》中说："古来讲仲景氏之学者，递代不乏。名医衍释仲景之文日多，而仲景之意转晦，何者？人皆逐其歧路，而莫能溯其原本也。"试问，有几人不愿溯其原本？问题是，我们实在没有足够的智慧溯其原本，何况仅靠智慧也无法溯其原本。于是，我们只能用"横看成岭侧成峰，远近高低各不同"这种诗人般的超越来阐释和接受这种客观存在。

中医的产生和发展，应该包括两部分内容，"神农尝百草"式的实践，和"仰观天文，俯察地理，中知人事"的思辨。两者结合，推动着中医学的发展。中医的主体理论，主要来自实践基础上的思辨。

天地间有阴阳的变化，人体内也应该有阴阳的变化。天地间有春、夏、秋、冬的转换，人体内应该也有春、夏、秋、冬的转换。这应该是古人早期的思考。进一步思考，这种四季的转换是如何形成的？是由于气的运动，由气的升、浮、降、沉形成的，即春升、夏浮、秋降、冬沉。

如果体内的四季转换与体外的四季转换同步，且这种转换按时、按序发生，意味着身体健康。如果二者不能同步或失时、失序，则为病变。而体现到具体医疗活动中，那就是气的升浮降沉，升浮降沉有序、有度、应时则健，失序、失度、违时则病。

那么，医、药对患者的治疗也应该着眼于气，着眼于气的升浮降沉，治疗的目的就是恢复正常的升浮降沉。

体内气机的升浮降沉，也就是我们通常所说的升降出入。《黄帝内经》记载："升降出入，无器不有。""非出入，则无以生长壮老已；非升降，则无以生长化收藏。"《黄帝内经》的作者有可能这样思考过，《伤寒论》的作者也有可能这样思考过。有没有一种可能，就是使用气机的升降出入理论去解读《伤寒论》之"六经"？且不论这种解读是否符合作者本意，至少我们可以作为揣测六经本意的一种尝试。

少阴病、太阴病、厥阴病，合为三阴病。三阴病的发病机理可以用气机的升降出入障碍解释吗？

三阴病已经不是单纯的气机障碍，而是脏腑实质受损

（当然也有气机障碍）。

如果用藏象学说解读三阴病，少阴病是肾病，太阴病是脾病，厥阴病是肝病，三阴病病性属寒、属虚。

附子治肾寒，干姜治脾寒。治疗少阴病用附子剂，治疗太阴病用干姜剂。

治疗厥阴病，乌梅丸中乌梅、当归、蜀椒、桂枝都入肝经，可以治疗肝寒。

尽管这样解读不是《伤寒论》中的原意，经方中所用药物当时还没有归经属脏之说，但这样解读还是有益于临床的。

知伤寒，当知温病；知外感，当知内伤

病变初起即发热、口渴、脉浮数，不恶寒。

这是伤寒吗？可以用麻黄汤治疗吗？

这不是伤寒，是温病。

不可以用麻黄汤治疗，不可以误用汗法及下法治疗。

伤寒初起恶寒、口不渴；温病初起发热、口渴。

《伤寒论》第6条："太阳病，发热而渴，不恶寒者为温病。若发汗已，身灼热者，名风温。风温为病，脉阴阳俱浮，自汗出，身重，多眠睡，鼻息必鼾，语言难出。若被下者，小便不利，直视失溲。若被火者，微发黄色，剧则如惊痫，时瘛疭，若火熏之。一逆尚引日，再逆促命期。"

"被火者"，此处的"火"指当时比较常用的火疗法，包括灸法、温针、熏法、熨法等。

"一逆尚引日，再逆促命期。"这句话描述了被误治的后果，可作为医生临床警戒之语。

邓茹香秋月病温，外感触动伏邪，初起外寒尚未

化热，口不渴，发热兼恶寒，伏邪未溃，脉亦不显洪数。医者死守仲景太阳病"发热不恶寒而口渴者名曰温病"，见恶寒口不渴，即认为伤寒；又死守"少阴之为病，脉微细"见微细之脉，即认为少阴病，麻桂姜附恣投，服后大烦渴，谵语神昏，显出温病本象。更医，从湿温救治，用清解法，但不免杂入苍、芷、苓、半，重耗津液，病经十余日，液涸神昏，舌上津少，内窍闭塞，逆传厥阴。事急，乃延予诊。方用大剂犀角地黄汤及清宫汤合裁加减，兼服至宝丹，因病者知觉全失，渴不知饮，并嘱以梨汁代茶，频频灌润，半日一夜，服至宝丹二粒，生地二两，犀角二钱，梨汁半斤许，得微似汗，身热渐去，神志渐清，危而复安者一。越日，日晡所复热，神志复昏，又加呃逆，液枯便结，内有燥屎，邪实不可不下，而液枯又在禁下之列，用时贤黄龙汤以意消息，得燥屎数枚及如败酱色之稠粪，呃逆止，神志大清，危而复安者二。再二日，呃逆又作，神志欲昏，复微热，前病在厥阴，用芳香清透而愈；嗣病在阳明，用润下存阴而愈，现病经三变，颇难用药。予曰：此病现注重呃逆，如呃逆属虚，下之不应得燥屎；如实中夹虚，得燥屎后，应呃逆不止诸证加剧，何以下后诸证渐愈，呃逆全止，又经日始复发耶？但因呃逆而用下，下后仍复呃逆，是否燥屎未尽，仍当用下；抑或余邪由膜原透出胸膈，前者去而后者来，阻塞营卫道路，当清透余邪，俾由膜原出胸膈者，复由胸膈出腠理，因定清解少阳一法，服之余邪透，诸症悉去，危而复安者三。后以清养肺胃，甘润滋培，缓调收功。此病随逆救治，三危三安，颇非寻常。柴胡证下之后，柴胡证不罢者仍用柴胡，见伤寒里而再表，前者去而后者来，见温疫论，两两可以印证。

这是《冉雪峰医著全集》中的一则案例。

伏气温病，徒执伤寒，一误于辛温、辛热，继误于温燥，致液涸神昏。甘寒清解，芳香清透，神志渐清。液枯便结，神志又昏，补泻兼施，润下存阴，神志又清。余邪未尽，呃逆又作，和解少阳，清透余邪，诸证悉去。终以清养肺胃收功。

李东垣在《内外伤辨惑论》中写道："向者壬辰改元，京师戒严，迨三月下旬，受敌者凡半月，解围之后，都人之不受病者，万无一二，既病而死者，继踵而不绝。都门十有二所，每日各门所送，多者二千，少者不下一千，似此者几三月，此百万人岂俱感风寒外伤者耶？大抵人在围城中，饮食不节，及劳役所伤，不待言而知。由其朝饥暮饱，起居不时，寒温失所，动经三两月，胃气亏之久矣，一旦饱食太过，感而伤人，而又调治失宜，其死也无疑矣。非唯大梁为然，远在贞佑、兴定间，如东平，如太原，如凤翔，解围之后，病伤而死，无不然者。余在大梁，凡所亲见，有表发者，有以巴豆推之者，有以承气汤下之者，俄而变结胸、发黄，又以陷胸汤、丸及茵陈汤下之，无不死者。盖初非伤寒，以调治差误，变而似真伤寒之证，皆药之罪也。"

文中所提及的误治，应该包括麻黄、桂枝之误表，巴豆、大黄之误下，以及陷胸汤、丸以治结胸，茵陈蒿汤以治黄疸等，都是按《伤寒论》所立之方证以治"伤寒"。

也许，当时大梁城中不乏精研《伤寒论》，善治"伤寒"之高手。但囿于"伤寒"，思维始终不能跳出"伤寒"，即便对《伤寒论》倒背如流，对经方方证烂熟于心，也不免一一误治。

知伤寒，当知温病；知外感，当知内伤。

中医学的源和流，汇聚成了穿越古今的中医学。

《伤寒论》是中医临床学的源，奠定了中医学的临床基础和基本规范。在《伤寒论》的基础上，后世医家们逐步丰富了伤寒学的内容，且发展出了温病学、内伤学，汇聚成了中医临床学的流。

只守源和不知源，都是片面的。

对于后学者，既要知外感学，也要知内伤学；既要知伤寒学，也要知温病学；既要知新感温病学，也要知伏气温病学。

《伤寒论》中的每一条文，在临床上适用于伤寒，不一定适用于温病、内伤病；《伤寒论》中的每一首经方，在临床上，用于伤寒，用于温病，用于内伤病，有时用法和功效是不一样的。

　　《伤寒论》中的经方，不仅仅有其固定的组成、用量、主治，同时，它是有生命力的，也是可以、需要与时俱进的。

经典方剂治疗皮肤病

（1）补中益气汤

医案 1：湿疹

王某，女，36 岁，主因"双足后跟肥厚脱屑 1 月"于 2016 年 7 月 16 日初诊。

患者 1 月前无明显诱因出现双足后跟肥厚脱屑，曾在外院检查真菌涂片（－），外用多种药膏无效来诊。患者平素怕冷，乏力，嗜睡，小便发黄，大便不成形，痛经，月经有大血块。既往体健，否认药物过敏史。专科检查：双足后跟角化肥厚脱屑。双小腿散在抓痕。舌尖红，苔白，脉涩。

诊断为湿疹。证属脾虚清阳不升。治以补中益气为法，方用补中益气汤加减。

方药：黄芪 6 克，生白术 12 克，陈皮 9 克，人参 6 克，升麻 3 克，生甘草 3 克，当归 9 克，柴胡 3 克，败酱草 15

克，益母草 18 克，醋鸡内金 9 克。5 剂，颗粒剂，日 1 剂，水冲服。

配合中药外洗，方药：炒王不留行 60 克，白矾 30 克，透骨草 30 克，苦参 30 克，马齿苋 30 克，泽泻 15 克，百合 30 克，生地黄 30 克，石榴皮 15 克。7 剂，水煎泡足。

患者 10 天后门诊来告，服药 5 天后，乏力、嗜睡、大便不成形症状明显改善，自行抄方取药 5 天，现双足底已无肥厚，大便成形，已无嗜睡乏力，临床痊愈，停药。

医案 2：痤疮，皮炎

冯某，女，23 岁，患者主因"面部粉刺 1 月、颈部红斑伴瘙痒 2 周"于 2016 年 9 月 3 日初诊。

患者 1 月前无明显诱因面部出现粉刺，2 周前颈部出现红斑，伴有瘙痒，未治疗用药来诊，平素头晕频发，纳眠便调。专科检查：头部脱屑，面部散在粉刺。颈部巴掌大小红斑，无水疱。舌淡，苔根薄黄腻，脉弦。

诊断为痤疮，皮炎。证属脾虚夹湿瘀。治以活血化瘀、燥湿健脾，方用桂枝茯苓丸加减。

方药：桂枝 12 克，茯苓 12 克，牡丹皮 15 克，桃仁 15 克，赤芍 15 克，红花 15 克，益母草 15 克，炒白术 12 克，醋鸡内金 9 克，炙甘草 3 克，炒苍术 18 克。7 剂，颗粒剂，日 1 剂，水冲服。

2016 年 9 月 10 日二诊：服药后面部粉刺大部分消退，颈部红斑转淡，乏力，月经已至，颜色淡，无痛经，纳可，眠安，已无头晕。舌淡边有齿痕，苔薄白，脉沉。

证属脾气虚证，治以补中益气，方用补中益气汤加减。

方药：黄芪 6 克，炒白术 12 克，陈皮 9 克，人参 6 克，升麻 3 克，炙甘草 3 克，当归 9 克，柴胡 3 克，醋鸡内金 9 克。7 剂，颗粒剂，日 1 剂，水冲服。

1 周后门诊相告，颈部红斑及面部粉刺消退，已无乏力，临床痊愈，停药。

医案 3：足癣合并感染

侯某，女，32 岁，主因"右足 4 趾红斑渗液两月"于 2016 年 9 月 17 日初诊。

患者既往足有癣病史，两月前无明显诱因出现足第 4 趾红斑、渗液，曾在当地医院口服抗生素治疗两周无效来诊，无发热，眠差，大便便不尽感。晨起有口苦口臭。既往体健。否认药物过敏史。专科检查：右足 4 趾红斑、渗液，无水疱。舌淡，苔根薄腻，脉滑。

诊断为足癣合并感染，证属湿热。治以清热祛湿，方用三仁汤加减。

方药：炒苦杏仁 9 克，豆蔻 6 克，生薏苡仁 18 克，姜厚朴 6 克，姜半夏 6 克，通草 6 克，滑石 18 克，淡竹叶 6 克，煅龙骨 30 克，煅牡蛎 30 克，炒苍术 15 克，醋鸡内金 9 克，黄连 3 克，莲子心 1 克。3 剂，颗粒剂，日 1 剂，水冲服。

配合中药外洗，方药：马齿苋 30 克，生地榆 15 克，黄柏 15 克，冬瓜皮 15 克，荷叶 15 克，防风 15 克，生侧柏叶 15 克。3 剂，颗粒剂，日 1 剂，水冲外洗。

2016 年 9 月 20 日二诊：用药后渗液明显好转，伴有痒，晨起口不苦，口臭，纳可，小便发黄，睡眠差，易醒，正值月经期，腰困不适，睡后觉累，无痛经，经期 7 天。舌淡红，苔白，脉滑。

诊断：足癣，证属脾虚清阳不升，治以补脾胃升清阳，方用补中益气汤加减。

方药：黄芪 6 克，麸炒白术 6 克，陈皮 6 克，人参 6 克，升麻 3 克，炙甘草 3 克，当归 9 克，北柴胡 3 克，炒苍术 15 克。3 剂，颗粒剂，日 1 剂，水冲服。

2016 年 9 月 30 日，患者因他病来告，服药后红斑消退，无渗液，无瘙痒，睡眠改善，已无腰困及醒后劳累感，临床痊愈，自行停药。

医案 4：酒糟鼻

王某，女，37 岁，主因"鼻头起疹 4 年余"于 2016 年 9 月 24 日初诊。

患者 4 年多前鼻头无明显诱因局部起红斑，时有瘙痒，曾服用多种中西药物、冷冻等治疗，效果不显。患者对于治疗已失去信心，恨不得用手术切掉鼻子。既往体健。否认药物过敏史。专科检查：鼻头、鼻梁皮肤色红，红色丘疹，可见红血丝。前额近发迹处有散在红斑。舌淡边有齿痕，苔薄白，脉沉弱。

诊断为酒糟鼻，证属脾虚。治以补中益气为法，方用补中益气汤加减。

方药：黄芪 6 克，炒白术 6 克，陈皮 6 克，人参 6 克，升麻 3 克，炙甘草 3 克，当归 9 克，柴胡 3 克，醋鸡内金 9 克，黑顺片 6 克，干姜 6 克。7 剂，颗粒剂，日 1 剂，水冲服。

2016 年 9 月 30 日二诊：双鼻翼恢复正常，前额红斑消失，鼻梁仍红，近 1 周内前 6 天无劳累感，纳可，睡眠正常，二便调，舌淡边有齿痕，苔薄白，脉沉缓。

初诊方升麻改为 6 克，醋鸡内金改为 12 克，黑顺片改为 9 克，加用玫瑰花 6 克、凌霄花 6 克。14 剂，颗粒剂，日 1 剂，水冲服。

2016 年 10 月 15 日三诊：鼻梁平时不红，在着急时发红，已无劳累感，夜间觉头皮发麻。手足发凉，无腹痛，劳累及晨起觉腰累腰困，荨麻疹不定时偶犯，舌淡苔薄腻，脉沉。

改当归四逆汤加减，方药：当归 12 克，桂枝 12 克，白芍 9 克，细辛 3 克，生甘草 3 克，通草 6 克，生白术 24 克，牛膝 12 克，玫瑰花 6 克，凌霄花 6 克。7 剂，颗粒剂，日 1 剂，水冲服。

2016 年 10 月 22 日四诊：鼻梁皮损向愈，本周工作有劳累感，无头皮发麻。气短，腰酸腰困偶有，腰部不适，荨麻疹偶犯，舌淡，苔薄白，脉沉弦。

改为补中益气汤加减，方药：黄芪 6 克，陈皮 6 克，升麻 3 克，生甘草 3 克，当归 9 克，柴胡 3 克，炒苍术 12 克，炒莱菔子 12 克，炒僵蚕 12 克，蝉蜕 9 克。7 剂，颗粒剂，日 1 剂，水冲服。

2016 年 10 月 29 日五诊：鼻梁皮损向愈，因丈夫住院，睡眠时间短，睡眠质量差，心情差，本周有劳累感，气短无，腰酸腰困好转，舌淡边有齿痕，苔薄白，脉沉。

改四逆汤加减，方药：黑顺片 5 克，干姜 6 克，炙甘草

114

6克，煅龙骨30克，煅牡蛎30克，麸炒白术18克，醋鸡内金9克。7剂，颗粒剂，日1剂，水冲服。

2016年11月12日六诊：因丈夫住院晚来了几天，目前鼻梁已无皮损，下午1点钟鼻梁及面颊部发红，觉局部发烫，持续约15分钟，睡眠改善，心情可，本周劳累感明显好转，手足稍发凉，腰酸腰困稍有点，舌淡胖边有齿痕苔薄白，脉沉。

方用补脾胃泻阴火升阳汤方加减，方药：柴胡15克，炙甘草10克，黄芪6克，炒苍术15克，羌活9克，升麻6克，人参6克，黄芩6克，黄连3克，生石膏15克，枸杞子12克，炒僵蚕12克，蝉蜕9克，乌梅3克，煅龙骨30克，煅牡蛎30克。7剂，颗粒剂，日1剂，水冲服。

1月后因他病来门诊相告：服药后下午无发红，鼻部红血丝消退，无劳累感，手足不发凉，自行停药，未复发。临床痊愈。

按：补中益气汤出自李东垣《内外伤辨惑论·饮食劳倦》，具有补中益气、升阳举陷的功效。"内伤脾胃，乃伤其气；外感风寒，乃伤其形。伤外为有余，有余者泻之；伤内为不足，不足者补之"。其立方遵循"以甘温之剂，补其中，升其阳，甘寒以泻其火""劳者温之，损者温之"。李东垣在方后的立方本旨中写道："用黄芪以益皮毛而闭腠理，不令自汗，损其元气……上喘气短，人参以补之。心火乘脾，须炙甘草之甘温以泻火热，而补脾胃中元气。白术苦甘温，除胃中热，利腰脐间血。胃中清气在下，必加升麻、柴胡以引之，引黄芪、甘草甘温之气味上升，能补卫气之散解，而实其表也。"柯韵伯在《古今名医方论》中写道："此三味（人参、黄芪、炙甘草）除烦热之圣药也。佐白术以健脾；当归以和血；气乱于胸，清浊相干，用陈皮以理之，且以散诸甘药之滞，胃中清气下沉，用升麻、柴胡气之轻而味之薄者，引胃气以上腾，复其本位，便能升浮以行生长之令矣。"临床常将补中益气汤用于泄泻、脱肛等的治疗中。在皮肤病中，有补中益气汤治疗掌跖脓疱病性关节炎、肛门瘙痒症、痤疮、皮肤溃疡、鱼鳞病、荨麻疹、斑秃、银屑病、湿疹的病例报告，尚未见到补中益气汤治疗酒糟鼻、足癣和皮炎的报告。此4位患者，除了身有皮肤病，在治疗的过程中，出现了或头晕，或腰困劳累不适感，或醒后觉累感，结合患者舌脉辨证为脾虚，使用补中益气汤加味治疗后，补中升阳，皮损消退，诸症消失，收到了良好的疗效。

医案5：黄褐斑

葛某，女，35岁，主因"面部淡褐色斑片5年"于2022年8月30日初诊。

前医曾予以口服中药及外用中药面膜等治疗，效果不显。患者平素心情一般，眠差，易醒，月经量多，血块，无痛经，大便日2~3次，不成形便。专科检查：双颧部淡褐色斑片，唇部散在多发瘀斑。舌淡苔薄白，脉沉细无力。

诊断为黄褐斑，证属肝郁脾虚。方用一贯煎加减。

方药：生地黄12克，北沙参9克，麦冬9克，当归9克，炒川楝子6克，赤芍12克，枸杞子12克，炒白术18

克，醋鸡内金 9 克，煅龙骨 30 克，煅牡蛎 30 克，远志 6 克，炒酸枣仁 9 克，玫瑰花 9 克，益母草 18 克，陈皮 6 克。7 剂，颗粒剂，日 1 剂，水冲服。

2022 年 9 月 6 日二诊：皮损颜色较前转淡，眠差，大便恢复正常，近日头部头油、头屑多，瘙痒，月经正常。纳可，腹部无不适。手足发凉。舌淡红，苔薄白，脉沉。

方药：初诊方远志改为 15 克，炒酸枣仁改为 15 克，加用生侧柏叶 9 克、竹茹 9 克、通草 5 克。7 剂，颗粒剂，日 1 剂，水冲服。

2022 年 9 月 13 日三诊：面部色素斑片周围转淡，月经正常，大便正常，睡眠好转，偶有头晕、头蒙感，每日能安睡 8 小时，有劳累感，手足发凉，话少，话说多觉疲乏劳累。头部已无瘙痒。舌淡，苔薄白，脉沉。

诊断为黄褐斑，证属脾虚清阳不升。方用补中益气汤加减。

方药：黄芪 6 克，炒白术 12 克，陈皮 12 克，人参 6 克，升麻 6 克，炙甘草 3 克，当归 12 克，北柴胡 3 克。7 剂，颗粒剂，日 1 剂，水冲服。

2022 年 9 月 20 日四诊：睡眠明显好转，自诉"以前似睡非睡的状态消失"，月经正常，大便正常，已无头晕，头蒙感、劳累感消失，手足发凉无改善。专科检查：面部淡褐色斑片消失 80%。点状斑点转淡。下唇部瘀斑消失 80%，舌淡边有齿痕，苔薄白，脉沉。

方药：初诊方当归改为 15 克，加用黑顺片 6 克、通草 6 克、玫瑰花 6 克。7 剂，颗粒剂，日 1 剂，水冲服。

2022 年 9 月 27 日特来门诊相告：面部淡褐色斑片和唇部瘀斑完全消退，手足发凉明显好转，临床痊愈，已经自行停药。

按：脏腑辨证与气血津液辨证是相辅相成的。"气能生血、气能行血""气为血帅"。日本医家汤本求真在《皇汉医学》中写道："而余之实验，凡瘀血家之面色，概暗紫黑色或暗赤色，而就中于口唇为甚。""紫癜、出血、疼痛、瘙痒者，其（瘀血）外证也""头部之湿疹疼痛、瘙痒者，其（瘀血）之外证也"。本例中患者，初起以脏腑辨证，辨为肝郁脾虚，使用一贯煎加减，有效，三诊时，患者出现头晕，头蒙感，话少，话说多觉疲乏劳累，其气虚之象明显，而面部淡褐色斑片及唇部瘀斑均可看作血瘀之外征，方随证转，改用补中益气汤而收良效。回看患者，初诊时如果使用补中益气汤会是何转归变化呢？条条道路通罗马，作为临床医生，不应该固守成规，思考是进步的源泉。即使是分析自己曾经不甚完美的医案亦可让人沉淀！

（2）补脾胃泻阴火升阳汤

医案 1：痤疮

王某，男，30 岁，患者主因"反复唇周起疹伴瘙痒疼痛 1 年余"于 2016 年 1 月 6 日初诊。

患者 1 年前无明显诱因唇周起疹，伴有瘙痒疼痛，前医予夫西地酸乳膏、阿达帕林凝胶外用，中药清热解毒时方、经方栀子豉汤口服等治疗近两月，效果不显。平素无头晕、头沉，晨起觉腰部不适感。专科检查：口周散在结节、红色炎性丘疹。舌淡边有齿痕，苔薄白，脉滑左尺弦。

诊断为痤疮，证属脾虚火郁。方以补脾胃泻阴火升阳汤方加减。

方药：柴胡15克，炙甘草10克，黄芪6克，炒苍术15克，羌活9克，升麻6克，黄芩6克，黄连3克，生石膏15克。7剂，颗粒剂，日1剂，口服。

7剂后，皮损消退，遗留色素沉着，临床痊愈，停药。随访1年未复发。

医案2：酒糟鼻

齐某，男，38岁，因"鼻头发红5年余"于2016年11月18日初诊。

患者5年前无明显诱因鼻头发红，无瘙痒，口服、外用多种中西药物治疗，一直无效，非常苦恼。平素怕冷，手足发凉，鼻塞流清涕，腹部怕凉。既往有过敏性鼻炎病史，否认药物过敏史。专科检查：鼻头发红，螨虫涂片（-）。舌淡红，苔薄白，脉沉。

诊断为酒糟鼻，证属脾虚。方用补脾胃泻阴火升阳汤方加减治疗。

方药：柴胡15克，炙甘草10克，黄芪6克，炒苍术15克，羌活9克，升麻6克，黄芩6克，人参6克，黄芩6克，黄连3克，干姜1克，细辛1克，五味子1克，当归15克，玫瑰花6克，凌霄花6克，玄参15克。5剂，颗粒剂，日1剂，水冲服。

2016年11月24日二诊：服药后红斑消退，局部遗留色素沉着，已无鼻塞流涕，怕冷好转，临床痊愈，停药，随访3月未复发。

按：补脾胃泻阴火升阳汤出自李东垣《脾胃论·脾胃胜衰论》篇中。"发明脾胃之病，不可一例而推之，不可一途而取之，欲人之百病皆由脾胃衰而生也。毫厘之失，则灾害立生。假如时在长夏，于长夏之令中立方，谓正当主气衰而客气旺之时也。后之处方者，当从此法加时令药，名曰补脾胃泻阴火升阳汤。"原方由柴胡一两五钱，炙甘草、黄芪、炒苍术、羌活各一两，升麻八钱，人参、黄芩各七钱，黄连五钱，石膏少许（长夏微用，过时去之，从权）组成，具有补脾胃、泻火、升阳之功。临床常将补脾胃泻阴火升阳汤方用于口腔溃疡、慢性腹泻等的治疗中。在皮肤病中，尚未见到补脾胃泻阴火升阳汤方的治疗报告。例中两位患者，皮损部位为口周和鼻头部，从经脉循行来说，手阳明大肠经，"挟口人中交左右，上挟鼻孔尽迎香"。《灵枢·经脉》："胃足阳明之脉起于鼻，交频中，旁约太阳之脉，下循鼻外，入上齿中，还出挟口，环唇"，可见皮损部位为阳明胃肠所循行之处，《灵枢·邪气脏腑病形》有云："面热者，足阳明病。"皮损发红，而舌脉症均不支持实火，且常规清热解毒凉血治疗均不效，可见皮损发红乃是表象，脾虚郁火乃为病之根本。脾虚，愈使用苦寒之清热凉血解毒之品，中焦脾胃愈虚，疾病故而不效。反其道而行之，忽视皮损发红的表象，使用补脾胃泻阴火升阳汤方而收到卓越疗效。

（3）当归拈痛汤

医案1：过敏性皮炎

陈某，女，27岁，主因"双下肢起斑疹伴瘙痒疼痛1天"于2016年1月6日初诊。

患者1天前泡温泉及饮用果汁后双下肢出现斑疹，随后瘙痒，无发热，无腹痛、憋气等不适，自行外用维生素E乳膏效果不显来诊，现体温不高，局部瘙痒疼痛不适感，否认外伤史，纳可，眠可。咽干咳嗽，干咳无痰，流清涕，头部不疼，汗出。既往体健，否认药物过敏史。专科检查：双下肢散在红色斑点，部分融合成大片斑片，双下肢肿胀，压之无明显凹陷，局部皮温不高。舌质淡红，苔薄白，脉滑。血常规：中性粒细胞比率71.60%。尿常规结果正常。考虑患者双下肢肿胀，建议检查双下肢血管彩超，彩超约在第二天做。

诊断为过敏性皮炎？双下肢肿胀待查，证属湿热证。方用当归拈痛汤合四妙丸加减治疗。

方药：羌活9克，防风9克，升麻3克，葛根6克，生白术3克，炒苍术15克，当归9克，生甘草3克，苦参6克，黄芩3克，知母9克，茵陈15克，猪苓9克，泽泻9克，黄柏12克，牛膝9克，生薏苡仁15克，辛夷9克。3剂，颗粒剂，日1剂，水冲服。

嘱患者抬高双下肢，减少步行，忌热水烫洗。

2016年1月7日一早，患者来门诊要求退双下肢彩超费用，自诉昨日服药半剂后，还没来得及检查彩色超声，双下肢肿胀消失，皮损消退，临床痊愈，停药。

医案2：皮肤感染

王某，男，65岁，主因"右手大拇指红肿疼痛1周"于2016年12月26日初诊。

患者1周前无明显诱因右手大拇指红肿，伴有疼痛，未治疗用药来诊，无发热，疼痛明显，影响睡眠。既往体健，否认药物过敏史。专科检查：右手大拇指红肿，压疼（+），未见脓头，无波动感。舌淡红，苔薄黄，脉滑。

诊断为皮肤感染，证属湿热火毒。方用当归拈痛汤加减。

方药：羌活15克，防风9克，升麻3克，葛根6克，生白术3克，炒苍术9克，当归9克，党参9克，生甘草15克，苦参6克，黄芩3克，知母9克，茵陈15克，猪苓9克，泽泻9克。3剂，颗粒剂，日1剂，开水冲服。

3天后门诊随诊，右手大拇指红肿消退，已无疼痛，临床痊愈，停药。

医案3：丹毒

王某，女，29岁，主因"左小腿红肿疼痛5天"于2017年2月12日初诊。

患者5天前无明显诱因出现左小腿红肿疼痛，伴有发热，体温最高38.8℃，某西医医院静脉输注头孢类抗生素4天，现已无发热、瘙痒，但疼痛与肿胀不减，行走不利来诊。口干不多饮，小便不黄，口苦。既往体健，否认药物过敏史。专科检查：左拐杖撑地着力，合用右小腿单脚跳入门诊。左小腿红肿，压之凹陷不起。舌淡红，苔白，脉弦。外院血管彩超：双下肢大动脉及深静脉目前未见明显异常。

诊断为丹毒，证属湿热。方用当归拈痛汤加减治疗。

方药：羌活 15 克，防风 9 克，升麻 3 克，葛根 6 克，生白术 3 克，炒苍术 9 克，当归 9 克，生甘草 15 克，苦参 6 克，黄芩 3 克，知母 9 克，茵陈 15 克，猪苓 9 克，泽泻 9 克。3 剂，颗粒剂，日 1 剂，开水冲服。

配合中药外洗，方药：马齿苋 30 克，生地榆 15 克，黄柏 15 克，冬瓜皮 15 克，荷叶 15 克，防风 15 克，生侧柏叶 15 克，芒硝 30 克（后下）。3 剂，水煎放凉，纱布外敷。

2017 年 2 月 14 日二诊：自行步入门诊，行走如常，无发热，左下肢肿胀明显减轻，伴有瘙痒，口干好转，口苦明显好转，睡眠正常。左下肢轻度肿胀，已无红斑，按之无凹陷。舌红，苔少苔根薄黄，脉沉滑。

方药：初诊方炒苍术改为 24 克，生甘草改为 3 克，猪苓改为 12 克，泽泻改为 12 克，加用醋鸡内金 9 克、桂枝 6 克。7 剂，颗粒剂，日 1 剂，开水冲服。

后来门诊相告，自从使用中药后就未再使用抗生素，第 2 次服药后 3 天肿消，临床痊愈，自行停药。

按：此 3 例患者，来诊时均相对较急，经治疗均取得满意疗效。例 1 中患者就诊时双下肢红斑肿胀，疼痛，咽干咳嗽，干咳无痰，流清涕，头部不疼，汗出，脉滑，湿热为患无疑，选用当归拈痛汤合四妙丸加减，效如桴鼓。例2患者，来诊时疼痛明显，局部红肿疼痛，苔薄黄脉滑，湿热之象显。例3患者，外院静脉输注第三代头孢疼痛和肿胀不减轻，初诊时单脚跳入门诊，2天后复诊时神采奕奕，自行步入门诊，一如常人，当时笔者都没有认出来，患者惊讶地说："医生，你忘了吗？你让我来的呀！我是丹毒那个，拄拐杖那个！"笔者才恍然大悟，原来是"脱了马甲"，因前后对比明显而留下深刻印象。此患者局部红肿疼痛，口苦，湿热之征已显，湿热内聚，津液代谢受阻，津不上承，故口干而不多饮。李东垣《医学发明·脚气总论》篇："夫脚气之疾，实水湿之所为也。盖湿之害人皮肉筋脉而属于下，然亦有二焉：一则自外而感，一则自内而致。其治法自应不同，南方之疾，北方之疾，自内而致者也。南方地下水寒，其清湿之气中于人，必自足始。北方之人，常食潼乳，又饮之无节。且潼乳之为物，其形质则水也。酒醴亦然。人之水谷入胃，胃气蒸腾，其气与味宣之于经络，化之为气血。苟元气不充，胃气本弱，饮食自倍，脾胃乃伤，其气与味不得宣畅，旁通水湿之性，润下而致之也。"当归拈痛汤原用"治湿热为病，肢节烦疼，肩背沉重，胸膈不利，及遍身疼痛，下注于足胫，肿痛不可忍"。原方由"羌活半两，人参、苦参酒洗、升麻、葛根、苍术各二钱，炙甘草、黄芩酒洗、茵陈叶酒洗各半两，防风、当归身、知母、黄芩、泽泻、猪苓各三钱，白术一钱半"组成。查阅文献，使用当归拈痛汤的医案很少，数据库中无当归拈痛汤的文献报道。《张氏医通》谓此方为"此湿热疼肿之圣方，若不赤不肿痛上不热为寒湿，禁用"，并对其加减运用进行如下发挥：多汗，升麻改为黄芪；自汗，苍术改为桂枝；下肿，防风改为防己；疼热，知母改为黄柏。《续名医类案》载有："龚子材治张太仆，每天阴即遍身痛如锥刺，已经数年，左脉微数，右脉洪数，乃血虚有湿热也。以当归拈痛汤加生地、白芍、黄柏，去人参。"四妙丸由苍术、黄柏、牛膝、薏苡仁组成，具有清热利湿之功，用于湿热下注之证。例中患者，湿热疼肿，选用当归拈痛汤合四妙丸，疗效卓著。

（4）癫狂梦醒汤

医案1：光照性皮炎

闫某，男，63岁，主因"双上肢、双手背起疹伴瘙痒3月余"于2016年9月7日初诊。

患者3月前无明显诱因双上肢、双手背起疹，伴有瘙痒，自行外用青鹏软膏、龙珠软膏、卤米松软膏效果不显来诊。无发热，便秘，入睡困难，口服安定方可入睡，抑郁，经常有想自杀感，自诉有高血压病史30余年，目前口服两种降血压西药及1种中成药，血压仍控制不理想，血压控制在（170~180/100~120）mmHg。既往史：高血压、腰椎间盘突出、冠心病。否认药物过敏史。专科检查：双前臂外侧、双手背红斑，轻度肥厚，有少量细碎脱屑，无水疱。

舌红苔薄腻，脉弦。

诊断为光照性皮炎，证属气滞血瘀。治以活血化瘀、行气化滞为法，方用癫狂梦醒汤加减。

方药：桃仁 15 克，北柴胡 9 克，醋香附 6 克，通草 4 克，赤芍 9 克，姜半夏 6 克，大腹皮 9 克，醋青皮 6 克，陈皮 9 克，桑白皮 9 克，炒紫苏子 12 克，生甘草 9 克，炒苍术 18 克，淡竹叶 6 克，莲子心 1 克，生地黄 30 克。3 剂，颗粒剂，日 1 剂，水冲服。

2015 年 9 月 10 日二诊：双上肢皮损消退。手背皮损变薄。大便每日 1 次，明显改善，大便不费劲，稍偏干。已停用安定，睡眠踏实。觉得心情好，已无抑郁感。降血压药目前只口服 1 种，血压正常，纳可。舌尖红，苔薄腻，脉弦滑。

方药：初诊方去生地黄，桃仁改为 24 克，生甘草改为 6 克，炒苍术改为 24 克。7 剂，颗粒剂，日 1 剂，水冲服。

2016 年 9 月 17 日三诊：皮损完全消退，大便日 1 次，正常便，睡眠恢复正常，临床痊愈，停药。

医案 2：湿疹

张某，男，60 岁，主因"身起疹伴瘙痒半年"于 2015 年 10 月 22 日初诊。

患者半年前无明显诱因身起疹，伴有瘙痒，外院诊断为"湿疹"，外用卤米松软膏、青鹏软膏，口服氯雷他定片及口服中药汤剂，效果一般来诊。平素喜叹息，口干多饮，口不苦，小便多，夜尿 2~3 次，小便清长，大便干燥，眠差。既往体健。否认药物过敏史。专科检查：头部、后颈部、后腰部、脐周、躯干部、四肢可见散在粟粒大小红色丘疹，部分融合成斑片，阴囊无结节。双唇紫暗。舌尖红边有齿痕，苔薄黄腻，脉滑。

诊断为泛发性湿疹，证属气滞血瘀湿热。治以活血化瘀、利湿行气，方用癫狂梦醒汤合五苓散加减。

方药：桃仁15克，北柴胡9克，醋香附6克，通草4克，赤芍9克，姜半夏6克，大腹皮9克，醋青皮6克，陈皮9克，桑白皮9克，炒紫苏子12克，炙甘草15克，炒苍术24克，茯苓9克，猪苓9克，泽泻9克，生白术9克，桂枝9克。5剂，颗粒剂，日1剂，水冲服。

2015年10月27日二诊：偶有新出，局部数个新出丘疹。瘙痒，大便偏干，每日1次，舌淡，苔薄白，脉弦滑。

方药：初诊方去掉茯苓、猪苓、泽泻、桂枝，加用醋鸡内金9克、煅龙骨15克、煅牡蛎15克。5剂，颗粒剂，日1剂，水冲服。

1周后门诊来告，皮损消退，无新出，大便正常，睡眠安，临床痊愈，停药。1年后，电话随访未复发。

按：癫狂梦醒汤出自王清任《医林改错》一书中，原为治疗癫狂而设。原方由桃仁八钱、柴胡三钱、香附二钱、木通三钱、赤芍三钱、半夏二钱、腹皮三钱、青皮二钱、陈皮三钱、桑皮三钱、苏子四钱（研）、甘草五钱组成，具有活血行气之功。目前临床，常将其用于癫狂、老年性痴呆、中风后抑郁症的治疗，也有用于治疗支气管哮喘、梅核气、眩晕、半身麻木、胸腹灼热、湿疹的报道。查阅文献，尚未见到癫狂梦醒汤有治疗高血压、光照性皮炎的报告。例中患者，虽然疾病不同，但是都有瘙痒、便秘、失眠。辨证均属气滞血瘀，使用癫狂梦醒汤治疗后皮肤病痊愈，睡眠和大便均恢复正常。例1中患者，使用癫狂梦醒汤治疗3剂后，在停用了两种降血压药物的情况下，血压恢复正常，情绪明显改善，也许是癫狂梦醒汤的作用，也许是某种巧合，需要进一步的研究观察。人体是一个统一的有机整体，气血辨证是中医辨证论治的重要组成部分，人体的气血协调，运行流畅，周身疾病均可得到不同程度的减轻。

医案3：湿疹

车某，女，65岁，主因身起疹伴瘙痒半年，于2012年8月23日初诊。

患者半年前无明显诱因周身起疹，伴有瘙痒，逐渐增多，经口服抗组胺药物、外用激素类软膏及口服清热除湿类中药汤剂疗效不显来诊。诊见：口中和，性急易怒，纳可，眠差，入睡困难，大便困难，大便干，3~5日一行，小便调。查：躯干、四肢散在可见红色粟粒至小米大小丘疹，部分融合成片，未见水疱及渗液糜烂，周身可见多处条索状抓痕及散在血痂。舌暗红，舌下络脉迂曲，舌苔少，脉细涩。

证属气滞血瘀证。治以活血化瘀，行气化滞为法，方用癫狂梦醒汤加减。

方药：桃仁 24 克，柴胡 9 克，香附 6 克，通草 6 克，赤芍 9 克，苏子 12 克，生甘草 3 克，陈皮 6 克，桑白皮 9 克，生龙骨（先煎）15 克，生牡蛎（先煎）15 克。3 剂，水煎服。

嘱患者停用抗组胺药及激素类制剂，仅外涂炉甘石洗剂保护皮肤。

2012 年 8 月 26 日二诊：服药 1 剂后，大便恢复正常，瘙痒减轻，可安然入睡，服药 3 剂后，大便每日一行，瘙痒减八成，家人反映已没有以前容易发火了。周身丘疹大部分消退，遗留黑色色素沉着，口中和，纳可，眠安，二便调。舌稍暗，苔薄白，脉弦细。

证属气血瘀滞，新血不行。治以养血和血为法，方用桃红四物汤加减。

方药：桃仁 12 克，红花 12 克，熟地黄 12 克，当归 9 克，赤芍 9 克，川芎 6 克。7 剂，水煎服。患者服药 4 剂后，周身皮损全部消退，已无瘙痒，自行停药，痊愈。

医案 4：湿疹

阎某，男，87 岁，主因周身起疹伴瘙痒 1 年，逐渐加重，于 2012 年 9 月 19 日初诊。

患者 1 年前发现胆囊结石、肾结石，经胆囊摘除及体外碎石治疗，体内结石基本排出，但自此出现周身起疹，伴有瘙痒，逐渐增多加重，经口服多种抗组胺药物，肌注苯海拉明及口服清热祛湿类中药汤剂及中成药效果不显。皮损逐渐增多，瘙痒加重，瘙痒甚时用汤勺外刮皮肤不解痒，瘙痒甚时曾多次试图自杀，幸被家人发现及时制止。

但从此急躁易怒，有时郁郁寡欢，反增反酸、烧心来诊。患者既往有"脑梗死"病史，现无饮水呛咳及肢体活动不利。有"心肌梗死"病史，植入支架3枚。近日消化科就诊查胃镜显示"反流性食管炎，慢性浅表性胃炎"。诊见：食后腹胀，反酸烧心，呃逆，性急易怒，有时郁郁寡欢，声低，纳可，眠差，瘙痒致入睡困难，服安定每晚亦只能安睡1~2小时，大便困难，7~10日一行，平时依靠口服番泻叶或开塞露纳肛方可排出少量羊粪样便，便时困难，纳呆。查：体瘦如柴，躯干、四肢散在可见红色粟粒大小丘疹，部分融合成片。双胫前可见条状抓痕及血痂。舌暗红，苔薄干，脉弦涩。

证属气滞血瘀，中焦升降失司。治以调和脾胃，活血行气化滞。方用癫狂梦醒汤合半夏泻心汤加减。

方药：姜半夏9克，黄连3克，黄芩3克，干姜6克，桃仁24克，柴胡6克，香附6克，通草6克，赤芍6克，生甘草3克，陈皮6克，生白术18克，鸡内金（冲）3克，生龙骨（先煎）15克，生牡蛎（先煎）15克。3剂，水煎服。嘱患者停用抗组胺药，禁止搔抓及热水烫洗，停用安定及通便类药物。患者将信将疑地问："这样行吗？"笔者反复向患者解释安定及通便药对其是百害而无一利。

2012年9月22日二诊：患者很高兴地说："我从来没吃过这么舒服的药！"服药1剂后大便出近一脸盆深色粪便，顿觉周身舒爽，已无腹胀，反酸、烧心、呃逆等也消失了，心情明显好转，瘙痒减七成，已能安然入睡，看患者笑面相迎，虽体瘦却声音洪亮，周身丘疹大部分消退，留下淡褐色色素沉着，余下的皮损也明显变淡。口中和，纳可，眠安，二便调。舌稍暗，苔薄白，脉弦。

证属气血瘀滞。治以养血和血为法，方用桃红四物汤合半夏泻心汤加减。

方药：姜半夏9克，黄芩3克，黄连3克，干姜6克，桃仁12克，红花9克，陈皮6克，当归9克，赤芍9克，川芎6克。7剂，水煎服。患者服药7剂后，周身皮损全部消退，遗留淡褐色色素沉着，已无瘙痒，无腹胀等不适，大便恢复正常，临床痊愈。

按：湿疹，中医称为"湿疮"，是一种常见的非感染性皮肤炎症性疾病，具有多形性、对称性、季节性、复发性及瘙痒性等特点。中医多认为湿热内生为其基本病机，分为热重于湿型、湿重于热型、脾虚血燥型等。此两位患者，专科诊断为湿疹，经使用系统的西药治疗及口服清热除湿类中药汤剂均无明显疗效，改用行气活血之癫狂梦醒汤治疗而效佳。癫狂梦醒汤出自清代王清任的《医林改错·痹症有瘀血说》中，"癫狂一症，哭笑不休，詈骂歌唱，不避亲疏，许多恶态，乃气血凝滞，脑气与脏腑气不接，如同做梦一样"，原方由"桃仁八钱，柴胡三钱，香附二钱，木通三钱，赤芍三钱，半夏二钱，腹皮三钱，青皮二钱，陈皮三钱，桑皮三钱，苏子四钱（研），甘草五钱"组成。之所以想到初诊用癫狂梦醒汤治疗，是受授业恩师高建忠老师影响。在跟随高老师抄方学习期间，见其门诊以癫狂梦醒汤治疗体实而他药不效的顽固性便秘、彻夜不眠的患者，其效如神。日本汉医学家汤本求真在其所著的《皇汉医学》一书中有过这样的记载："紫癜、出血、疼痛、瘙痒者，其（瘀血）外证也。"此二位患者，均以瘙痒为主症，前医均以常法治之不效，除瘙痒明显外，眠差，具有性急易怒等明显的精神神志症状，大便困难，观其体虽非壮实如牛，但也非羸瘦之辈，查其舌暗红，据此辨证均为气滞血瘀，以癫狂梦醒汤行气化滞，气血行于周身，气血和顺则痒减，气能载津，气行津液运行亦畅，阳气条达四布，故大便解。两位患者痰症不显，故去半夏，年高气滞不甚，故去行气力强之青皮、枳壳和大腹皮，加用生龙骨、生牡蛎以安神定志。例2中阎某因服前医药后反增食后腹胀，反酸烧心，呃逆，辨证为兼有中焦气机不利，故合用辛开苦降、调和寒热之半夏泻心汤，因其正虚不显，故未用人参、大枣、炙甘草，加用生白术、鸡内金培土健脾，方证相应，疗效卓越，后均以桃红四物汤加减善后收功。

观此两例患者，不从专科湿疹之"湿"考虑，而是纵观诸证，从气血辨证着手，调和气血为法，而收到意想不到的效果。"有是证用是方"。目前分科越来越细，作为医者，我们不可仅仅局限于专方专病的范畴，应根据患者的四诊资料综合分析，方可取得满意疗效，否则"一叶障目，不见泰山"啊！

（5）温胆汤

医案 1：面部皮炎，湿疹样皮炎

存某，女，62 岁，主因面颈部红斑瘙痒 1 周，于 2016 年 1 月 6 日初诊。

患者 1 周前无明显诱因面颈部出现红斑，伴有瘙痒，自行口服"盐酸曲普利啶胶囊"效果不显来诊。无发热，平素情绪可，吐痰色白，口咽部发干，小便正常，大便偏干，眠差，每 2~3 小时醒一次，醒后难以入睡。既往有糖尿病、高血压、高血脂、颈动脉斑块、胆结石、胆囊炎病史，否认药物过敏史。专科检查：双眼睑、双颧部、颈部红斑，局部皮温高。双上肢可见散在粟粒大小丘疹。舌淡边有齿痕，苔薄腻，脉弦。

诊断：面部皮炎；湿疹样皮炎，证属痰湿证。治以理气化痰、清胆和胃为法，方用温胆汤加减。

方药：茯苓 12 克，清半夏 9 克，炙甘草 3 克，炒枳实 6 克，竹茹 6 克，陈皮 6 克，玫瑰花 9 克，生地黄 30 克，赤芍 12 克，牡丹皮 12 克，煅龙骨（先煎）15 克，煅牡蛎（先煎）15 克。6 剂，日 1 剂，水煎服。

2016 年 1 月 12 日二诊：面部皮损恢复正常，双上肢丘疹消失，右颈部皮损明显转淡。咽干吐痰明显好转。自诉在过去的 1 周时间里，有 3 晚睡整觉，剩下 4 天每 3~4 小时醒 1 次，手足发凉，大便已不干，大便每日 2 次，大便不费劲。舌淡边有齿痕，苔根薄腻，脉双寸弦。专科检查：右颈部鹌鹑蛋大小淡红斑。初诊方炙甘草改为生甘草 3 克，加用桂枝 9 克、细辛 3 克、通草 5 克，合用当归四逆汤之意以温经通脉。6 剂，日 1 剂，水煎服。

2016 年 1 月 19 日来门诊相告，服药后皮损完全消退，睡眠恢复正常，每晚能从 10 点睡到次日早 6 点，手足发凉好转。临床痊愈，停药。

医案 2：湿疹

李某，男，61 岁，主因身起疹伴瘙痒 3 周，于 2015 年 12 月 14 日初诊。

患者 3 周前无明显诱因身起疹，伴有瘙痒，未治疗用药来诊。无发热，纳便可，眠差，入睡困难，口干多饮，尿少。舌淡红，苔根薄黄腻，脉沉滑。既往有高血压、糖尿病、房颤射频消融术后，否认药物过敏史。专科检查：后腰部、后背部散在红色斑丘疹。双下肢皮肤干燥。

诊断：湿疹，证属痰湿证，治以理气化痰、清胆和胃安神为法。方用温胆汤、五苓散合桂甘龙牡汤加减。

方药：茯苓 9 克，清半夏 9 克，生甘草 3 克，炒枳实 6 克，竹茹 9 克，陈皮 9 克，炒苍术 24 克，猪苓 9 克，泽泻 9 克，生白术 6 克，桂枝 9 克，煅龙骨（先煎）15 克，煅牡蛎（先煎）15 克。

2015 年 12 月 21 日二诊：皮损消退，后腰部遗留色素沉着斑片，双下肢皮损恢复正常，不干燥，口中和，尿便正常，睡眠安，临床痊愈，停药。

按：温胆汤最早见于南北朝时期的《集验方》一书中，发展至宋代《三因极一病证方论》时有温胆之名

134

而具有清胆之实。原文为"温胆汤，治大病后，虚烦不得眠，此胆寒故也，此药主之。又治惊悸。半夏汤洗七次，竹茹、枳实（麸炒，去瓤）各二两，陈皮三两，甘草一两（炙），茯苓一两半。为散，每服四大钱，水一盏半，姜五片，枣一枚，煎七分，去滓，食前服"。临床常将温胆汤用于失眠、痰饮病、心悸等病证中。在皮肤病中，有温胆汤治疗痤疮、痒疹的报告，尚未见到温胆汤治疗面部皮炎和湿疹的报告。此两位患者，除了身有皮肤病，均伴有睡眠差，使用温胆汤加味治疗后，皮损消退，睡眠恢复正常。例2中患者合用五苓散，乃是笔者在跟随经方大师冯世纶教授抄方学习期间，见冯老师每见患者口干多饮、尿少而辨证为水饮证，使用五苓散加味。观此两位患者，不从专科皮肤发红、血热血燥论治，而是纵观诸证，从化痰清胆着手，而收到意想不到的效果，"有是证用是方"。目前分科越来越细，作为医者，我们应该跳出专病专方的局限，综合全面分析患者资料方可取得满意疗效。

（6）一贯煎

医案1：湿疹

陈某，女，33岁，主因身起疹伴瘙痒3年，于2016年11月19日初诊。

患者3年前无明显诱因双手掌出现肥厚斑片，脱屑，伴有夜间瘙痒，后腘窝、大腿根部出现相似皮损，经多种中西药物治疗效果不显来诊。平素口干多饮，手足心发热。既往有血糖升高病史。否认药物过敏史。专科检查：双手掌散在肥厚斑片、脱屑，真菌涂片(–)。腘窝、大腿根部肥厚斑片。舌红，苔花剥，脉细。

诊断：湿疹，证属阴伤，治以滋阴润燥。方用一贯煎加减。

方药：生地黄 12 克，北沙参 9 克，麦冬 9 克，当归 9 克，炒川楝子 6 克，萆薢 9 克，炒蒺藜 6 克，白芍 12 克，煅龙骨 30 克，煅牡蛎 30 克，青蒿 15 克 。7 剂，颗粒剂，日 1 剂，水冲服。

配合中药外洗，方药：炒王不留行 60 克，白矾 30 克，透骨草 30 克，苦参 30 克，马齿苋 30 克，泽泻 15 克，百合 30 克，生地黄 30 克，石榴皮 15 克。7 剂，日 1 剂，水煎外泡手，每日 2 次，每次 15 分钟。

2016 年 11 月 26 日来门诊相告，用药后皮损消退，临床痊愈，停药。

医案 2：带状疱疹

李某，女，56 岁，主因左头面部红斑疼痛 6 天，水疱伴发热 2 天，于 2017 年 2 月 6 日初诊。

患者 6 天前无明显诱因出现左头面部出现红斑，伴有疼痛，外院怀疑"丹毒"，予头孢地尼口服效果不显，两天前出现水疱，伴有发热来诊。体温 39.2℃，怕冷，汗出，口舌干燥，无咳嗽，无咽部不适，长期失眠，口服安定方可入睡，眠差，梦多。既往哮喘、高血压、干燥综合征病史多年。专科检查：前额、左眼睑、鼻梁、左头部红斑，散在小水疱，间有正常皮肤。左眼睑因红斑水疱导致左眼睁开困难。左颈后淋巴结肿大疼痛。舌红苔少，脉沉。

诊断：带状疱疹，证属阴虚，治以滋阴为法。方用一贯煎加减。

方药：生地黄12克，北沙参9克，麦冬9克，当归9克，炒川楝子6克，白芍12克，桂枝12克，枸杞子12克。3剂，颗粒剂，日1剂，开水冲服。

2017年2月8日二诊：患者高兴来诊，判若两人。皮损结痂，已无疼痛，已无发热（未服用退热药等西药），自诉目前体温37.0℃，颈后肿大的淋巴结消失，怕冷消失，已无汗出，口舌干燥明显好转，睡眠正常，带状疱疹痊愈，停药。

医案3：带状疱疹

李某，女，66岁，主因左头部红斑痒痛3天，于2017年2月6日初诊。

患者3天前无明显诱因头部左侧出现红斑，伴有瘙痒，偶有刺痛不适感，具体治疗用药不详，无发热。一般情况可。既往有胃溃疡、胆囊炎病史，否认药物过敏史。专科检查：左头部、左前额红斑。舌前半部分发红，舌根白厚，脉沉。

诊断：带状疱疹，证属阴虚夹湿，治以滋阴化湿为法。方用一贯煎加减。

方药：生地黄12克，北沙参9克，麦冬9克，当归9克，炒川楝子6克，炒蒺藜9克，白芍12克，炒苍术15克，瓜蒌15克。5剂，颗粒剂，日1剂，开水冲服。外用伤科灵喷雾剂。

2017年2月13日二诊：已无疼痛，"貌似偶有跳感"，口干多饮，近日因两个孙子打架生气而出现睡眠差，不慎咬破口腔黏膜而致口腔溃疡。舌淡红前半部分苔少，后半部分苔白稍厚，脉沉。

方药：初诊方炒川楝子改为3克，去掉炒蒺藜，炒苍术改为18克，加用枸杞子12克、竹茹6克、合欢花6克、生龙骨30克、生牡蛎30克。7剂，颗粒剂，日1剂，开水冲服。

后患者来门诊相告，服药后跳感消失，口疮愈合，睡眠安，临床痊愈。

按：一贯煎出自《续名医类案》一书中，由北沙参、麦冬、当归身、生地黄、枸杞子、川楝子组成，具有养阴疏肝的功效。此3例患者，1例为湿疹患者，另外两例为带状疱疹患者，而在目前的中医临床中，大部分的湿疹和带状疱疹患者，医者均从脏腑辨证，多归于肝胆湿热，使用龙胆泻肝汤等方治疗，有效者，也有效不佳者。从3例患者的症状来分析，例1患者，口干多饮，手足心发热，舌红苔花剥脉细。例2患者，带状疱疹发热，汗出，眠差，梦多，口舌干燥明显，舌红苔少，脉沉。例3患者也是带状疱疹，此患者症状不典型，但舌前半部分发红苔少，脉象沉，虽然三者的症状不同，细细分析，肝郁阴虚之症显，都选用一贯煎以滋阴疏肝治疗，均收到了不错的疗效。临床有一贯煎治疗黄褐斑、手部湿疹的报道，也有一贯煎合用两地汤治疗经间期出血的报道，还有一贯煎治疗带状疱疹后遗神经痛的报道，但尚未见到一贯煎治疗躯干部位湿疹及带状疱疹发热伴有失眠的报道。辨证论治是中医的精髓，专病专方只是在某些情况下可以使用。为了提高临床疗效，任何时候我们都不能抛弃辨证论治这个核心与准绳！

（7）水痘

医案 1：柴胡桂枝汤、五苓散合麻黄细辛附子汤案

褚某，女，26 岁，主因发热 3 天，身起水疱伴瘙痒 1 天，于 2015 年 11 月 16 日初诊。

患者 3 天前无明显诱因出现发热，体温最高 38.8℃，1 天前身出现水疱，伴有瘙痒，口服疏风解毒胶囊、双黄连口服液效果不显来诊。现体温 37.5℃，偶有头痛，口干多饮，时冷时热，小便黄，乏力，纳呆，汗出，咽痛，大便不成形。舌淡红，苔薄白，脉沉。专科检查：躯干、四肢可见散在绿豆大小红斑、水疱，水疱周围有红晕。血常规：单核细胞比率 9.74%，单核细胞 0.47×10^9/L。

诊断：水痘，证属太阳少阳证。方用柴胡桂枝汤合五苓散加减。

方药：桂枝 12 克，白芍 12 克，柴胡 15 克，黄芩 12 克，茯苓 9 克，猪苓 9 克，泽泻 9 克，生白术 6 克，炒莱菔子 12 克。4 剂，颗粒剂，日 1 剂，水冲服。配合炉甘石洗剂外用。

2015 年 11 月 20 日二诊：无新发水疱，原水疱部分结痂，无瘙痒，体温 36.8℃，犯困，口干，纳差，偶有咳嗽，有痰色白，难排出。舌淡，苔薄白，左脉沉右脉弦。

诊断：水痘，证属阳虚水饮，方用麻黄细辛附子汤加减。方药如下：麻黄 3 克，制附子 6 克，细辛 2 克，干姜 1 克，五味子 1 克，炒莱菔子 12 克，僵蚕 12 克，蝉蜕 9 克，泽泻 6 克，炒苍术 12 克。3 剂，颗粒剂，日 1 剂，水冲服。

3 日后来告，水疱完全结痂，咳嗽、咯痰消失，精神明显好转，临床痊愈，停药。

医案 2：麻黄细辛附子汤合五苓散案

王某，女，23 岁。主因发热 3 天，身起水疱伴瘙痒 2 天，于 2016 年 11 月 20 日初诊。

患者 3 天前无明显诱因出现发热，体温最高 38.4℃，两天前身出现水疱，伴有瘙痒，口服多种中西药物治疗效果不显。现体温 36.8℃，伴有乏力，精神差，咽痛，咳嗽，夜间明显，咽部不痒，汗多，怕冷，纳便可，眠差。舌淡红，苔薄白，脉沉。专科检查：面部、躯干、四肢红斑，散在小水疱，绿豆大小，疱液清。血常规：单核细胞比率 13.04%，单核细胞 0.82×10^9/L，中性粒细胞比率 45.74%。

诊断：水痘，证属少阴。方用麻黄细辛附子汤合五苓散加减。

方药：麻黄 3 克，制附子 6 克，细辛 3 克，连翘 15 克，炒牛蒡子 12 克，桔梗 12 克，生甘草 3 克，炒莱菔子 12 克，茯苓 12 克，生白术 12 克，猪苓 12 克，泽泻 12 克，桂枝 6

克，芦根 30 克。3 剂，颗粒剂，日 1 剂，水冲服，配合炉甘石洗剂外用。

2016 年 11 月 24 日二诊：水疱完全结痂，无新发，无瘙痒，体温 36.5℃，已无咽痛，无冷热感，无咳嗽，临床痊愈，停药。

医案 3：三仁汤合泻黄散案

代某，女，28 岁，主因身起水疱伴瘙痒 2 天，于 2016 年 11 月 21 日初诊。

患者诉两天前无明显诱因出现发热，体温 37.5℃，随后全身出现水疱，伴有瘙痒，未经治疗来诊。现体温：36℃，无发热，无咽痛。舌尖红，苔薄白，脉弦滑。专科检查：面部、躯干、四肢散在多个绿豆大红色水疱，周围有红晕。血常规：单核细胞比率 8.80%，嗜酸性粒细胞 0.02×10^9/L ↓、C- 反应蛋白 11 mg/L ↑。

诊断：水痘，证属湿热。方用三仁汤加减。

方药：炒苦杏仁 9 克，豆蔻 6 克，生薏苡仁 18 克，姜厚朴 6 克，姜半夏 6 克，通草 6 克，滑石 18 克，淡竹叶 6 克，茯苓 12 克，猪苓 12 克，泽泻 12 克，生白术 12 克，桂枝 9 克，炒莱菔子 12 克。3 剂，颗粒剂，日 1 剂，水冲服。配合炉甘石洗剂外用。

2016 年 11 月 24 日二诊：无新出水疱，面部结痂。躯干部水疱，部分结痂，无发热，咽部不疼，无口干口苦，无咳嗽，小便发黄，大便不干，舌部黄豆大小溃疡 1 个，伴有疼痛。舌边尖红，苔薄白，脉尺滑。

诊断：水痘，证属脾胃湿热。方用泻黄散加减治疗。

方药：藿香 12 克，防风 3 克，白芷 3 克，北柴胡 9 克，黄芩 9 克，醋鸡内金 12 克，连翘 15 克，蒲公英 15 克，败酱草 15 克，淡竹叶 6 克，莲子心 1 克，生甘草 3 克，黄连 3 克，豆蔻 6 克，茵陈 15 克，滑石 18 克，通草 5 克，薄荷 4 克。3 剂，颗粒剂，日 1 剂，水冲服。

2016 年 11 月 27 日三诊：无发热，复查血常规正常，水疱全部结痂，舌部溃疡愈合，临床痊愈，停药。

按：水痘是由"水痘－带状疱疹"病毒感染导致的，临床以先发热，后出现红斑、水疱为特点，西医治疗以抗病毒、防止继发感染、对症治疗为主，中医治疗多以清热解毒为主。上述 3 例患者，发热病史，临床可见散在红斑、水疱，血常规均为单核细胞增高，考虑为病毒感染，为临床典型的带状疱疹患者。对于 3 例患者的治疗，笔者均未使用抗病毒药物，均为中药汤剂治疗，例 2、例 3 患者配合使用具有收敛及保护皮肤作用的外用药炉甘石洗剂。例 1、例 2 患者，均伴有乏力、怕冷，均使用了麻黄附子细辛汤合五苓散而收到良好的效果。例 1 患者，初诊时被咽痛迷惑了双眼，忽视了乏力、怕冷、脉沉，使用柴胡桂枝汤合五苓散，虽然患者体温恢复正常，水疱部分结痂，但损失了患者的阳气，二诊时出现犯困，果断使用麻黄附子细辛汤后患者水疱结痂，精神明显好转。初诊时大胆使用麻黄附子细辛汤合五苓散，也许将会更完美。麻黄附子细辛汤出自《伤寒论》："少阴病，始得之，反发热，脉沉者，麻黄细辛附子汤主之。"现代临床，常将其用于心律失常、过敏性鼻炎等。在皮肤病治疗方面，有将其用于老年性带状疱疹、湿疹、荨麻疹、银屑病的报告，但尚未见到使用麻黄附子细辛汤治疗水痘的报告。例3患者，体质壮实，未见乏力等虚象，使用温病方三仁汤加减，二诊时舌部溃疡疼痛明显，辨证属脾胃湿热，方随证转，使用钱乙泻黄散加减，清脾胃湿热，同样收到良好疗效。不管是经方还是时方，只要使用恰当，均可以收到良好的疗效。在临床中，我们应该多一条腿走路，不应持有门户之见，博采众方，取人之长，补己之短，方可达到最理想的效果。

（8）带状疱疹

医案1：柴胡桂枝汤案

王某，男，58岁，主因右上肢水疱伴疼痛3天，于2016年12月5日初诊。

患者3天前在石家庄出差时右上肢部出现水疱伴红晕，伴有上肢发沉，局部瘙痒灼热感。石家庄当地医院给予口服药阿昔洛韦片、腺苷钴胺片、贞芪扶正胶囊，尚未吃药来诊。纳可，眠差，口干，小便不黄，大便偏干，觉身热，无汗出。舌质红，苔黄腻，脉弦。既往史：冠心病放置1个支架术后。否认药物过敏史。专科检查：右上肢、右肩部可见带状分布的粟粒大至绿豆大水疱，基底色红，连成片。

诊断：带状疱疹，证属太阳少阳证。方用柴胡桂枝汤加减治疗。

方药：桂枝 12 克，白芍 12 克，北柴胡 15 克，黄芩 12 克，清半夏 9 克，炒苍术 24 克，羌活 6 克，桑枝 12 克，葛根 15 克，大黄 6 克，生白术 30 克，醋鸡内金 9 克，煅龙骨 30 克，煅牡蛎 30 克，陈皮 6 克。4 剂，颗粒剂，日 1 剂，开水冲服。配合大黄面水调外敷水疱处。

2016 年 12 月 8 日二诊：皮损结痂，已无疼痛，临床痊愈。

按：《伤寒论》146 条："伤寒六七日，发热，微恶寒。支节烦疼，微呕，心下支结，外证未去者，柴胡桂枝汤。"柴胡桂枝汤是太阳少阳合病方。上例中患者，身热、肢体发沉感，太阳表证尚未解，又伴有口干、脉弦等症，为少阳证现，故选用治疗太阳少阳两感的柴胡桂枝汤加减治疗。临床有柴胡桂枝汤治疗带状疱疹的报告。

医案 2：栀子豉汤案

蒋某，女，28 岁，主因右腰背部水疱伴疼痛 1 周，于 2016 年 1 月 15 日初诊。

患者 1 周前无明显诱因出现右腰背部水疱伴红晕，随后阵发性掣痛。自行口服"连翘败毒丸"疼痛不缓解来诊。就诊时皮损疼痛，无发热，大便偏干，多梦。平素口疮易发。既往体健，否认药物过敏史。舌边尖红，苔根薄腻，脉弦。专科检查：右腰背部可见红斑、水疱。

诊断：带状疱疹。方用栀子豉汤加减。

方药：炒栀子 3 克，淡豆豉 9 克，大黄 9 克，炒枳实 9 克，炒苍术 15 克，淡竹叶 6 克，莲子心 1 克。7 剂，颗粒剂，日 1 剂，早晚开水冲服。配合伤科灵喷雾剂、复方多粘菌素 B 软膏外用。

2 月 19 日因其他疾病就诊，特来门诊相告，服药 1 周后水疱结痂，无疼痛，自行停药，临床痊愈。

按：《伤寒论》第 76 条："发汗后，水药不得入口，为逆；若更发汗，必吐下不止。发汗吐下后，虚烦不得眠。若剧者，必反复颠倒，心中懊侬，栀子豉汤主之。"栀子豉汤常用于阳明烦热。例中患者就诊时无发热恶寒之表象，无口苦咽干等少阳见症，平素口疮易发，且大便偏干，病位在阳明，使用栀子豉汤治疗。尚未见到带状疱疹使用栀子豉汤的报告。

医案 3：四逆汤案

常某，女，69 岁，主因左腰背部水疱伴疼痛 20 天，于 2016 年 8 月 31 日就诊。

患者 20 天前左腰背出现水疱，伴有疼痛，前医给予口服盐酸伐昔洛韦片、阿奇霉素肠溶片、百癣夏塔热胶囊、元胡止痛滴丸、疏风解毒胶囊，以及中药龙胆泻肝汤，外用炉甘石洗剂、针灸治疗等，水疱结痂，疼痛缓解不明显来诊。现症：前腹部、后腰部疼痛，夜间疼痛明显，疼痛时伴有汗出多，无发热，纳可，怕冷，眠差，小便不黄，偶有口干。局部结痂。舌暗红，苔黄白厚，脉沉。

诊断：带状疱疹，证属阳虚气滞夹湿。方用四逆汤合牵正散加减治疗。

方药：制附子9克，干姜6克，茯苓12克，赤芍12克，炒苍术18克，僵蚕12克，蝉蜕9克，制白附子5克，全蝎5克，蜈蚣3克，桃仁12克，炒莱菔子12克，生甘草3克。5剂，颗粒剂，日1剂，早晚开水冲服。配合青鹏软膏外用。

患者2016年9月2日特来门诊相告，服药1剂后疼痛减8成，无夜间疼痛现象，无汗出，能安睡，服药2剂后，疼痛完全消失，自行停药，并表示万分感谢。临床痊愈。

按：《伤寒论》第323条："少阴病，脉沉者，急温之，宜四逆汤。"第388条："吐利汗出，发热，恶寒，四肢拘急，手足厥冷者，四逆汤主之。"四逆汤为少阴证的主方。案中患者，前医使用带状疱疹套方龙胆泻肝汤治疗无效，夜间疼痛明显，疼痛时汗出，整夜无法入睡，改用回阳救逆的四逆汤加减治疗，且患者疼痛时汗出多，偶有口干，舌暗红苔黄白厚，可见在阳虚的基础上，夹有气滞与湿邪，予四逆汤、牵正散合方加减，加茯苓、苍术以燥湿利湿，气滞则血停为瘀，患者舌质暗红，夜间疼痛明显，中医辨证考虑为瘀血内停征象已显，加桃仁、赤芍以活血化瘀，加用炒莱菔子以行气化滞，诸药相合，以达温阳散寒、活血行气化滞之功，1剂后疼痛减八成，2剂痊愈。以前一直以为古人的"覆杯而愈""效如桴鼓"是古代中医人的自夸之词，至此，才深深体会到，古人没有骗我们，只要使用得当，中医的疗效是很快的，效果是很显著的。不是中医没有效果，而是我们没有把中医学好，没有把中医的效果发挥出来。欧阳卫权曾报道使用四逆汤2周治愈病史40天的带状疱疹。

医案4：桂枝茯苓丸案

赵某，男，75岁，主因右腹背部水疱伴疼痛2周，于2016年10月8日初诊。

患者2周前无明显诱因右腹背部出现水疱伴红晕，随后阵发性掣痛，夜间疼痛明显，未经治疗来诊。口苦，纳可，便秘多年，眠差。既往史：脑梗死，高脂血症，冠心病，前列腺癌前病变，青霉素药物过敏史。专科检查：右腹背部可见带状分布的色素沉着斑片，散在水疱，部分上可见黑痂。舌质红苔黄腻，脉弦。

诊断：带状疱疹，证属血瘀湿热。方用桂枝茯苓丸加减治疗。

方药：桂枝12克，茯苓9克，牡丹皮15克，桃仁12克，赤芍12克，炒苍术15克，瓜蒌18克，锁阳18克，当归15克。5剂，颗粒剂，日1剂，早晚开水冲服。配合复方多粘菌素B软膏外用。

2016年10月12日二诊：5剂后皮损结痂，已无疼痛，口苦好转，已无便秘，睡眠正常，临床痊愈，嘱停药，患者自觉服上方很舒服，要求巩固3天，原方使用3天，停药。

　　按：桂枝茯苓丸出自《金匮要略》："妇人宿有癥病，经断未及三月，而得漏下不止，胎动在脐上者，为癥痼害。妊娠六月动者，前三月经水利时，胎也。下血者，后断三月衃也。所以血不止者，其癥不去故也，当下其癥，桂枝茯苓丸主之。"桂枝茯苓丸原为瘀血胎动不安而设，现代临床经常用来治疗月经不调、子宫肌瘤等疾病。在皮肤病的运用方面，桂枝茯苓丸更多用于黄褐斑，也有使用桂枝茯苓丸治疗带状疱疹的。本例患者，既往有脑梗死、高脂血症、冠心病、前列腺癌前病变病史。本次患病已经两周，仍有夜间疼痛明显，瘀血为患，则夜间疼痛为重，据此考虑为瘀血证。口苦、便秘、舌黄腻，兼有湿热之征，故使用桂枝茯苓丸，加用苍术以燥湿，加用瓜蒌以清热润燥滑肠；患者高年便秘，有便秘病史多年，热象为标，阳虚乃为本，故加用锁阳以补肾益精润燥。诸药合用，5剂后疼痛消失，睡眠正常，多年的便秘痊愈，患者觉服药后周身舒畅，仍要求服药，可见中药解决了他的痛苦，取得了良好的疗效。

医案5：桂枝加龙骨牡蛎汤案

　　孙某，男，64岁，主因右胸背部水疱伴疼痛1周，于2016年11月26日初诊。

　　患者1周前无明显诱因出现右胸背部水疱伴红晕，随后阵发性掣痛。其他医院给予口服盐酸伐昔洛韦片，中药汤剂及针灸放血治疗，疼痛缓解不明显来诊。无发热，纳可，眠差，虚汗，腹胀，不怕冷。舌质淡胖，苔薄白，脉细。既往史：不定期发抖原因不明。否认药物过敏史。专科检查：右胸背部可见带状分布的绿豆大小水疱，基底色红，连成片。

诊断：带状疱疹，证属阴阳失和，治以调和阴阳。方用桂枝加龙骨牡蛎汤加减。

方药：桂枝12克，白芍15克，煅龙骨30克，煅牡蛎30克，细辛3克，姜厚朴12克，炒莱菔子12克，瓜蒌15克，生白术45克。3剂，颗粒剂，日1剂，开水冲服。

几日后特来门诊相告，服药后疼痛消失，已无汗出及腹胀，睡眠正常，临床痊愈，停药。

按：张仲景《金匮要略·血痹虚劳病脉证并治》第8条记载："夫失精家，少腹弦急，阴头寒，目眩，发落，脉极虚芤迟，为清谷，亡血，失精。脉得诸芤动微紧，男子失精，女子梦交，桂枝加龙骨牡蛎汤主之。"原方由桂枝、芍药、生姜各三两，甘草二两，大枣十二枚，龙骨、牡蛎各三两组成，原为治疗"男子失精，女子梦交"而设，目前临床多将其用于治疗失精、崩漏，也有治疗咳嗽变异型哮喘、荨麻疹等的报道，尚未见到用于带状疱疹的临床报道。案中患者，带状疱疹病史，诸多方法治疗，疼痛缓解不明显，就诊时虚汗、腹胀、眠差，舌质淡胖，苔薄白，脉细。笔者在整理此案时，也觉得诸证纷呈，杂乱无章，辨证毫无头绪，当时门诊时可能也是无证可辨，或者不知如何辨证，从虚汗、腹胀、不定期发抖，结合患者64岁，乃是《黄帝内经》所说的"男子八八"之期，考虑患者为阴阳失和，方用桂枝加龙骨牡蛎汤调和阴阳，加用生白术、姜厚朴、炒莱菔子等，健脾胃，行气除满，诸药相合。疗效卓著，3剂而诸症消失。

张仲景《伤寒杂病论》开创了辨证论治的先河，使用六经辨证和八纲辨证的辨证思路，皮肤病在很多情况下，需要跳出脏腑辨证，回到这样的辨证体系中，往往能收到很好的疗效。张仲景的经典名方，经过几千年岁月的洗礼，只要我们使用得当，仍旧疗效卓著。华华就曾报告使用仲景方四逆散治疗腹壁静脉炎、葛根芩连汤治疗荨麻疹伴腹泻、真武汤治疗红皮病型银屑病，疗效都不错。经方大家冯世纶先生就主张首辨六经、次辨方证的辨证思路。徐长卿先生在《范中林六经辨证医案选》一书的代前言中写道："掌握了六经病的临床特点，就能够知病之所在，明确主治方向。六经辨证具有普遍意义。"如何对疾病进行六经辨证，需要我们跳出疾病的禁锢，回到临床症状中，明确六经病的疾病特点和六经病下各方证的临床特征。

医案6：温胆汤案

高某，女，62岁，2016年11月27日初诊。

带状疱疹病史3周，多种中西药治疗皮损结痂，疼痛不减，眠差，入睡困难，每晚只能睡 2~3 小时，大便不干，夜间汗多。唇紫。舌尖红，苔薄黄，脉沉。

诊断：带状疱疹，证属痰湿证。方用温胆汤加减。

方药：茯苓 15 克，清半夏 9 克，生甘草 3 克，炒枳实 12 克，竹茹 12 克，陈皮 12 克，煅龙骨 30 克，煅牡蛎 30 克，蜈蚣 3 克，全蝎 5 克，炒僵蚕 12 克，制白附子 5 克。7 剂，颗粒剂，日 1 剂，开水冲服。

2016 年 12 月 25 日二诊：已无皮损，上臂偶有疼痛，睡眠正常，盗汗，纳可，口不苦，小便不黄。舌淡红，苔薄黄，脉双寸显。

改用升降散合桂枝加芍药汤、牵正散加减。方药如下：炒僵蚕 12 克，蝉蜕 9 克，片姜黄 6 克，大黄 6 克，桑枝 15 克，桂枝 15 克，白芍 30 克，炒苍术 24 克，全蝎 5 克，制白附子 5 克，蜈蚣 3 克。6 剂，颗粒剂，日 1 剂，开水冲服。

几日后患者来门诊相告，服药后疼痛消失，盗汗消失，临床痊愈，停药。

医案 7：加减四逆汤案

杨某，女，60 岁，主因右胸背部起水疱伴疼痛 12 天，于 2016 年 12 月 18 日初诊。

患者 12 天前无明显诱因出现右胸背部水疱伴红晕，随后阵发性掣痛，前医予抗病毒、头孢、针灸、中药龙胆泻肝汤加减及外用炉甘石洗剂治疗，水疱增多，疼痛不缓解，目前每日口服止疼药治疗，夜间 12 点至早上 6 点汗出多，可湿衣服，抹药后怕冷，口不苦，小便发黄，大便正常，睡眠差。打嗝时左腹部疼痛。既往有萎缩性胃炎病史，否认药物过敏史。专科检查：右胸背部可见带状分布的粟粒大至绿豆大水疱，基底色红，连成片。舌淡边有齿痕，苔薄腻，脉沉。

诊断：带状疱疹，证属阳虚夹湿。方用四逆、芍药甘草汤、桂枝加芍药汤合方加减治疗。

方药：黑顺片6克，干姜6克，炙甘草3克，桂枝12克，白芍18克，炒苍术18克，生白术18克，鸡内金9克。7剂，颗粒剂，日1剂，开水冲服。

后于其他医生处抄本方1次，7剂。后门诊相告，服药1周后，疼痛减八成，汗出减少，服药两周，疼痛消失，夜间已无汗出，左腹部疼痛消失，临床痊愈，停药。

按：此两例患者，症状相同，均为带状疱疹伴盗汗、失眠，而辨证各异。例1患者，从痰湿辨治，使用温胆汤加减治疗1周，睡眠恢复正常，脉象由沉转为双寸显，盗汗改善不明显，转方以升降散合桂枝加芍药汤收功。例2患者，汗多，怕冷，舌淡红，边有齿痕，脉沉，阳虚征象已显，且小便发黄，苔薄腻，兼夹有湿热，使用四逆汤、桂枝加芍药汤，合用炒苍术、生白术、鸡内金健脾祛湿，治疗两周，诸证消失，痊愈。两例患者均使用了桂枝加芍药汤。《伤寒论》："本太阳病，医反下之，因尔腹满时痛者，属太阴也。桂枝加芍药汤主之，若大实痛者，桂枝加芍药大黄汤主之。"例1患者，二诊时上臂偶有疼痛，并无腹痛，活用桂枝加芍药汤舒筋活络、柔肝止痛。牵正散出自《杨氏家藏方》，原治风痰口眼㖞斜，考虑带状疱疹左上肢疼痛，活用其祛风止痛。升降散源于明代张鹤腾《伤暑全书》，清代杨栗山《伤寒温疫条辨》对其进行发挥，目前临床多将其运用于发热、咳嗽等的治疗，在皮肤病的治疗方面，有将其运用于荨麻疹、痤疮、湿疹皮炎、带状疱疹等的治疗报道。辨证论治是中医的灵魂，要因时、因地、因人而施治。对于同一患者，前后处方可能相差甚远。辨证的精准与否决定了临床的疗效。

高建忠治疗发热

发热是临床常见疾病，但治疗发热并不容易。发热病的辨别要点很多，从症状上看，有汗出和无汗出不一样；恶寒、恶风或是恶热不一样；上午发热、下午发热抑或夜间发热不一样；大人发热和小孩发热不一样；男性发热和女性发热不一样……从脉象上看，脉浮、脉沉、脉细、脉数、脉濡等不同；从舌象上看，苔薄和苔腻不同，苔黄腻和苔白腻不同，病初即见苔腻和患病三四天后苔腻不同……本篇内容将高建忠老师临床治发热病的常用辨证方法加以讲解，供大家学习、思考，共同进步。

（1）九味羌活汤治太阳病

王某，男，23岁，因恶寒、发热1天就诊。

症见：恶寒，发热，头痛，身痛，关节疼痛。无汗，咽痛。舌质淡红，舌苔白润，脉浮数。

辨证为外感风寒，夹湿郁热。治疗以祛风散寒，化湿清热为法。

方药：羌活9克，独活9克，苍术6克，牛蒡子12克，连翘12克，生甘草3克。1剂，水煎热服，服后捂被休息。汗出而愈。

按：患者症见恶寒、发热、头身疼痛，属太阳病无疑。太阳病无汗用麻黄，有汗用桂枝。若无汗，脉象浮数中偏紧，可辨为麻黄汤证；若有汗，脉象浮数中偏缓，可辨为桂枝汤证。患者同时伴随有咽痛、苔白润，用麻、桂剂证据并不充分。本案选用九味羌活汤。九味羌活汤由张元素创立，记载于其弟子王好古的《此事难知》中。《此事难知》记载此方为"解利神方"，主治"太阳证"。《经》云："有汗不得服麻黄，无汗不得服桂枝。若差服，则其变不可胜数，故立此法，使不犯三阳禁忌……增损用之，其效如神。"这给了我们临床一个思路：当我们选择六经辨证辨别出某一疾病属于太阳病时，除了选择麻黄类方、桂枝类方，还可以选择九味羌活汤。九味羌活汤方中用药较麻、桂剂相对和缓，两者区别在于，羌活、防风重在解散风寒湿闭；麻黄、桂枝相合重在祛除风寒郁闭。寒郁闭易致肺气失和，故用杏仁肃肺；寒湿内侵易致脾气失和，故用苍术运脾。至于其余用药为加减用药范畴。原方用细辛、川芎、白芷治头痛，用生地黄、黄芩清里热；本案用连翘、牛蒡子清肺利咽，符合易水学派"示人以规矩"的立方思想。

（2）三拗汤治邪在上焦

张某，女，30 岁，因发热 1 天就诊。

症见：恶寒，发热，无汗，鼻塞，喷嚏，流清涕，咳嗽，咳黄痰，痰黏不易咳出，大便不畅。苔薄白，脉浮。

辨证为寒邪闭肺，肺失宣肃。治以祛风散寒、宣肺清热为法。方选三拗汤加味。

方药：生麻黄 3 克，炒杏仁 9 克，炒莱菔子 15 克，辛夷 9 克，牛蒡子 15 克，黄芩 12 克，连翘 18 克，桔梗 9 克，薄荷（后下）9 克，生甘草 3 克。2 剂，水煎热服，药后病愈。

按：本案用方可理解为三拗汤加味方，也可理解为麻杏石甘汤加减方。用药虽无石膏，但有辛凉之品。患者症见皮毛、鼻窍、肺的病变，可辨为病在上焦。麻杏石甘汤治外邪郁闭、肺有蕴热证，见汗出而喘、身无大热，用大剂量石膏清热平喘，为六经辨证；本案用三拗汤加辛凉剂，为三焦辨证。麻黄汤和三拗汤虽然只少了一味药，但麻黄汤重用麻黄，治疗太阳表证，麻黄的作用是开表；三拗汤麻黄用量较小，治疗手太阴肺系病证，麻黄的作用是宣肺。因没有桂枝，所以发汗力弱或几乎没有发汗之功，故而此案中加薄荷、连翘助疏表发汗以退热；因鼻窍不通，加辛夷通鼻窍；因咳嗽、咳黄痰，加黄芩清肺，加桔梗止咳化痰；考虑到肺与大肠相表里，肺气失宣肃会影响肠道功能，致大便不畅，加牛蒡子、莱菔子清热通腑。

《伤寒论》以外感寒邪立论，书中虽然提到温病，但是篇幅很小。张仲景以后，历代医家多忽视了对温病的治疗。金元时期，医家们已逐渐注意到温病的普遍性，代表人物为"寒凉派"创始人刘河间。他在使用伤寒方时，常在辛温药中加入寒凉之品来治疗因寒闭而产生的郁热，例如麻黄汤加黄芩、麻黄汤加石膏、麻黄汤加栀子……此时他们面对的病人夹杂温病，已不是单纯的伤寒。经方中有麻黄杏仁甘草石膏汤，有麻黄杏仁薏苡甘草汤。麻黄汤不妨也可以叫作麻黄杏仁桂枝甘草汤。三方中不变的是麻黄、杏仁、甘草，变的是桂枝、石膏、薏苡仁，分别治疗寒证、热证、湿证。麻黄汤去桂枝，再加一味药，就可以变出一张新方，可将其称为麻黄类方。仲景用石膏，加薏苡仁，我们也可以加其他药，例如黄芩、射干等等。尽管从解读经方的角度来看，这种做法是不合适的，因为经方不仅重视药物组成，更注重剂量配伍。药物增减一味，或是剂量稍有变动，治疗效果均会不同。但是对于临床，这样取用变通，是有效的。

（3）小青龙汤治发热

刘某，男，2岁，因发热3周就诊。

主诉：发热、咳嗽、纳差3周，中、西药物治疗未效。

诊见：面色黄白，精神不振，时有咳嗽，有痰，不思饮食，

157

大便偏少，腹无不适，体温波动于 37～38℃。舌质淡，舌苔薄白，指纹略紫。前服方药，不外小柴胡汤、麻杏石甘汤、清气化痰丸等方加减。

证属肺寒邪恋。治以温肺散邪为法，方用小青龙汤。

方药：生麻黄 1 克，桂枝 1 克，细辛 1 克，干姜 1 克，生白芍 1 克，五味子 1 克，姜半夏 3 克，炙甘草 1 克。2 剂，水煎热服，日 1 剂，2～3 次分服。药后热退咳止，胃开纳增。

按：《伤寒论》第 40 条说："伤寒，表不解，心下有水气，干呕、发热而咳，或渴，或利，或噎，或小便不利、少腹满，或喘者，小青龙汤主之。"明言小青龙汤可以治疗发热。而临床上，小青龙汤治咳喘人多熟知，小青龙汤治发热人多易忽视。且多数医者被"外寒内饮"印定耳目，于是目中小青龙汤证临证罕见，致使千古名方常遭冷落。小儿为纯阳之体人多熟知，而小儿为稚阳之质人多忽视。寒凉杂进（包括中西药物及民间习用之梨水等），阳气极易受损，常使邪伏极不易解，舍温通甚至温补别无他法。人多知小青龙汤方外解表寒，内化水饮，而不知其功在温通。上方 1 剂药仅 10 克，相当于大方中 1 味药剂量（2 岁），药也仅用 8 味，2 剂痊愈，这是大方大剂无法做到的。临床中大剂大方治病人多习用，小剂小方治病人多不信。医者的不信任、不放心导致方剂越用越大。也许剂量大小和用药多少与疗效的关系，与我们通常认为的并不一样。

（4）小柴胡汤治小儿发热

刘某，男，3岁，因发热1周就诊。

患儿发热1周，经口服中药及抗生素，疗效欠佳。症见：发热，精神欠佳，纳食欠佳，时有呕恶，腹胀便稀。舌质淡红，舌苔薄白腻，脉细缓。

证属脾伤不运，残邪不去。治以运脾开胃为主，兼以清解残邪为法，方用小柴胡汤合平胃散加减。

方药：柴胡4克，黄芩4克，姜半夏4克，苍术4克，厚朴4克，陈皮4克，焦山楂6克，生甘草1克。2剂，水煎服。

二诊：上方服1剂热退，纳食有增；服2剂精神好转，腹胀已无，大便正常，纳食尚欠佳。舌苔转薄白。转方开胃运脾为法，方药：生白术9克，鸡内金9克，焦山楂6克，桔梗4克。3剂，水煎服。药后纳食正常，停药。

按：宋人王硕所撰《易简方》，在柴胡汤（即小柴胡汤）的一段主治中提及："小儿温热，悉能治疗。"如此不起眼的一句话，被日本人汤本求真在编著《皇汉医学》时所引用，并加一按语："小儿诸病，多以小柴胡汤为主治，宜注意之。"细思，小儿脏腑娇嫩、形气未充，患病后易虚易实、易寒易热。治疗外感病之单纯汗、下，治疗内伤病之单纯补、泻，皆易引起病证向相反的另一极端变化。如在和解中汗、下，或在和解中补、泻，似更符合小儿生理、病理特点。尤其是在小儿病证并非是单纯的表证、里证或单纯的实证、虚证的情况下，或者在不易辨清方证的情况下，此一治法更显重要。

小儿脏腑娇嫩，形气未充，抗邪能力较成人明显偏弱。加之"脾常不足"，生病后邪气、药物极易损脾伤胃，主要表现为饮食和大便的异常。此时用药，如继续祛邪治病，较少顾及脾胃，往往会进一步损伤脾胃，可引起变证或久病不复。李东垣对过用消导药曾告诉后学者，"脾已伤，不可以再以药伤"。这句话同样适用于我们容易过用、误用的各种"治病"的中西药物。高建忠教授诊治此类患儿，极其注重恢复和保持患儿的饮食和大便正常。用方常选用平胃散、二陈汤、保和丸等方，多合用小柴胡汤加减。

对于发热性病变而见脾胃损伤者，书中多载有使用补中益气汤治疗。李东垣笔下的补中益气汤即可治疗"气高而喘，身热而烦，其脉洪大而头痛，或渴不止，皮肤不任风寒而生寒热"。这也就是后世医家推崇的"甘温除大热"。但在临床上，小儿发热性病变多有见到脾胃损伤者，如纳差、呕恶、腹胀、便稀等，而通常不适宜使用补中益气汤加减。究其原因，可能与病因的改变有关。李东垣构建"内伤脾胃学说"的三大病因是"饮食失节""劳役所伤"和"喜怒过度"，补中益气汤更适宜于长期体劳而营养不足的患者。而现在的患儿，尽管也表现为脾胃不足，但这种脾胃不足并非营养不足而是过剩、并非劳役过度而是过逸所引起的，加之更重要的一个原因，药伤。时移世易，"古方今病不相能"，多不宜用补中益气汤，甚至连小柴胡汤中的人（党）参、大枣、炙甘草都是不适宜的。

首诊处方即用平胃散合小柴胡汤加减，去温补之人参、大枣、生姜，甘草用生不用炙，加消食开胃之焦山楂，脾运枢转，即热退纳增。二诊方是从"易水张先生枳术丸"方加减而来的。李东垣用枳术丸加减，变化出10余首不同的方剂，可谓活用枳术丸方的典范。高建忠教授临证喜用枳术丸方治疗久病或病后脾胃不足者，多用鸡内金，而不用枳实，缓中取效，颇为应手。

（5）小柴胡汤治热入血室

赵某，女，43岁，因发热1天就诊。

患者昨日午后出现发热，自服"康泰克"等药物，晚上高热，服两次退热药，今日晨起出现神志异常，一会儿神清语利，一会儿喃喃乱语，下午诸症加重，家属疑为鬼神附体。诊见急性病容，目光呆滞，往来寒热，胸部憋闷，腹部不适。问诊不完全配合。问及月经，其女儿推测，这几天应该是经期。舌质红，舌苔白，脉细弦数。

辨证考虑热入血室。治以小柴胡汤加减。

方药：柴胡12克，黄芩12克，姜半夏9克，党参6克，益母草15克，生甘草3克。3剂，水煎服。

当晚间隔3小时分两次服完1剂，发热较轻，患者安睡。次日上午分两次服完第2剂，下午经至，诸证悉解。后患者补诉，病发前经行1天，病发经止。

按：《伤寒论》中提到"热入血室"这一特定概念。《伤寒论》第143条："妇人中风，发热恶寒，经水适来，得之七八日，热除而脉迟身凉。胸胁下满，如结胸状，谵语者，此为热入血室也，当刺期门，随其实而取之。"第144条："妇人中风，七八日续得寒热，发作有时，经水适断者，此为热入血室，其血必结，故使如疟状，发作有时，小柴胡汤主之。"第145条："妇人伤寒，发热，经水适来，昼日明了，暮则谵语，如见鬼状，此为热入血室。无犯胃气，及上二焦，必自愈。"所谓"热入血室"，是指妇女经期外感，表现为寒热往来，甚则神志变化等一系列症状的一种特定病证。后世医家多用小柴胡汤加减方治疗，通常加用活血调经之品。如王好古在《汤液本草》中指出："妇人经水适来适断，伤寒杂病，易老俱用小柴胡汤主之，加以四物之类，并秦艽、牡丹皮辈，同为调经之剂。"刘河间在《素问病机气宜保命集》中从另一角度强调："如经水适来适断，往来寒热者，先服小柴胡，以去其寒热，后以四物汤调治之。如寒热不退，勿服四物……"需注意，瘀血所致寒热往来、神志异常不在此例。

（6）麻黄细辛附子汤治少阴发热

王某，男，40岁，因高热1天就诊。

患者自诉近两月来精神欠佳，不耐劳作，畏寒喜暖。昨日外出晚归，晚上突发高热，自服"感冒通"两片，汗出热退。诊见恶寒，精神不振，头痛，口不干，咽不痛，舌质淡，舌苔薄白，脉沉细。

辨为"少阴病"，用麻黄细辛附子汤温解寒邪。

方药：生麻黄9克，细辛3克，制附子（先煎）12克。1剂，水煎热服，嘱服药后捂被休息。

次日来诊，患者自诉上午看病后，中午发热渐甚，头痛加重，上药煎1次，趁热顿服，服后捂被休息，很快即沉睡，醒后发现汗出遍身，周身清爽。未再服药。诊见外感已解，仍有乏力、畏寒、脉沉细无力。

辨为阳虚阴盛，治以温阳补益。

方药：生麻黄3克，细辛3克，制附子（先煎）12克，干姜9克，红参12克，炙甘草9克。7剂，水煎服。

之后，减去麻黄、细辛，加用枸杞子、菟丝子等补肾之品，调理两月余，精神充沛，身体康健。

按：麻黄细辛附子汤出自《伤寒论》第301条："少阴病，始得之，反发热，脉沉者，麻黄细辛附子汤主之。"单凭脉沉，并不能辨出某一具体证候，但在前述症状反应的基础上，如见脉沉，则为麻黄细辛附子汤证。此即《伤寒论》所倡导的典型的"辨脉证并治"临床方法。本案初诊，突发恶寒、发热，可辨为外感病。口不干、咽不痛，可辨为伤寒而非温病。恶寒、发热、头痛，症似太阳病，而初起即精神不振，脉沉细，又非太阳病。综合判断，可辨为太阳、少阴合病，治用麻黄细辛附子汤两解太阳、少阴，药后汗出而解。

（7）银翘散治太阴温病

刘某，男，18 岁，2011 年 5 月 1 日初诊。

自诉昨日下午开始出现咽痛，晚上咽痛加重，逐渐出现发热。现症见：咽痛，咽干，发热，口干喜饮，周身不适，有汗，无恶寒。舌质红，舌苔薄白，脉浮数。查：咽黏膜充血肿胀，双扁桃体充血肿大 I 度。

诊为急性乳蛾（急性扁桃体炎），证属风热外感。治以疏风解表、清热利咽为法，方用银翘散加减。

方药：金银花 15 克，连翘 12 克，荆芥 9 克，牛蒡子 12 克，薄荷 9 克（后下），桔梗 9 克，芦根 15 克，竹叶 3 克，射干 12 克，生甘草 3 克。2 剂，每剂煎 2 次，每次煎 5 分钟，每剂分 3 次服，24 小时内服完 2 剂。药后诸证缓解而痊愈。

按：《温病条辨·上焦篇》第 3 条："太阴之为病，脉不缓不紧而动数，或两寸独大，尺肤热，头痛，微恶风寒，身热自汗，口渴，或不渴，而咳，午后热甚者，名曰温病。"第4条："太阴风温、温热、温疫、冬温，初起恶风寒者，桂枝汤主之；但热不恶寒而渴者，辛凉平剂银翘散主之。温毒、暑温、湿温、温疟，不在此例。"由此可见，银翘散主治太阴温病。何为太阴温病，吴鞠通在《温病条辨·上焦篇》中说："凡病温者，始于上焦，在手太阴。"太阴温病指温病初起，邪在手太阴肺者，症见发热、头痛、口渴、有汗、尺肤热、午后热甚，或有咳嗽。本案诊治较为简单，患者新感起病，起病后及时就诊，就诊前未服西药，证情表现单纯、典型。用银翘散方治疗，可谓药到病除。

值得注意的是，临证所见患者多为就诊前已用过西药及中成药，或者患者有"宿疾"，证型表现不典型者。如本案患者，假如舌苔见腻，而不是薄白？假如是无汗而不是有汗？假如有明显便秘呢……是否仍可以使用银翘散方治疗？

又一女性患者，16岁。近3天咽痛、口疮、前额起痤疮。腹中知饥欲食而咽痛、口疮疼痛不能食。口干喜饮，无大便秘结，无发热恶寒。舌质红，舌苔薄白，脉弦。

辨证为风热犯及上焦。治以清解上焦风热为法，方用银翘散方加减。

方药：金银花15克，连翘15克，荆芥9克，防风3克，牛蒡子12克，薄荷9克，桔梗9克，芦根15克，竹叶3克，牡丹皮15克，生甘草3克。5剂，日1剂。每次水煎5分钟，每剂煎2次，4次分服。服1剂，咽痛、口疮即缓解，服 5 剂，痤疮亦平。

按：本案如按表里辨证（八纲辨证）及脏腑辨证、卫气营血辨证，似不容易辨为银翘散证。而从三焦辨证，辨为银翘散证则极为自然。银翘散方是三焦辨证模式下的产物。临床上，使用卫气营血辨证及脏腑辨证、六经辨证去指导使用银翘散方，是后人对银翘散方的解读和使用，非吴鞠通的本意。

（8）升降散治外感温病

赵某，男，15 岁，因发热两天就诊。

发热两天，伴咽干、咽痛、头痛，口干喜饮，有汗，无恶寒，纳食尚可，大便日 1 次，偏干。舌质红，舌苔薄黄，脉弦数。

证属外感温病之风热外侵。治以疏风清热为法，方用升降散合小柴胡汤加减。

方药：僵蚕 12 克，蝉蜕 9 克，生大黄（后下）3 克，柴胡 12 克，黄芩 12 克，连翘 15 克，桔梗 12 克，生甘草 3 克。2 剂，水煎服。药后痊愈。

按：本案属临证常见病证，证属风热外感无疑，但既非典型之热在肺卫之银翘散证，也非典型之热在少阳胆经之小柴胡汤证，又非典型之郁热在里之白虎汤证、承气汤证。治疗单用清法、泻法均非所宜。本案取用升降散合小柴胡汤加减，在宣解表热的同时，兼开郁解热，取效较捷。

升降散为温病名方，源于清代医家杨栗山所著《伤寒温疫条辨》。杨栗山笔下，升降散主治温病表里三焦大热者。"温病亦杂气中之一也，表里三焦大热，其证治不可名状者，此方主之。"且此方："可与河间双解散，并驾齐驱耳。名曰升降，亦双解之别名也。"升降散为表里双解之方，如在外感温病过程中出现表里热盛证候时可以取用。即使里热不盛，通过适当加减，加用凉散表热之品，也可随意取用。高建忠教授在治疗以发热为主证的上呼吸道感染时，除外伤寒、食积等证候，如果是常见的外感温病，多采用升降散合银翘散，或升降散合小柴胡汤加减治疗。当然，如外感温病合并食积，可以用升降散合保和丸加减治疗。

崔某，男，5岁，因发热1天就诊。

患儿昨晚开始发热，今晨不饮不食，精神欠佳。舌质红，苔薄白腻，脉浮细数。

证属内有食积，外感风热。治以消导宣散为法，方用升降散合保和丸加减。

方药：僵蚕6克，蝉蜕6克，生大黄（后下）6克，柴胡9克，桔梗6克，炒莱菔子9克，焦山楂12克，陈皮3克，生甘草1克。2剂，水煎服。12小时内分3次服下1剂半，便泻、热退而愈。

按：小儿热病多可见食积。本案考虑为食积的依据是起病即舌苔偏腻。因病程较短，化热未显，故为白腻而非黄腻。倘病程已过三四天，经中、西药物误治而见苔白腻者，每有平胃散证。

（9）达原饮治瘟疫发热

闫某，男，56岁。

因发热疑诊"流行性出血热"住入某传染病医院，检查期间，高热不退，要求服用中药治疗。未得面诊，电话中了解到基本情况：发热5天，恶寒，有汗不畅，周身憋痛难忍，头痛如裂（自述痛甚时想跳楼），口干，纳差，大便少，舌苔厚腻。电话中给出方药：厚朴9克，炒槟榔15克，草果6克，柴胡12克，黄芩12克，滑石（包煎）18克，生甘草3克。2剂，水煎服。

次日下午接到电话，患者昨晚分两次服下1剂，至半夜汗出热退，头身清爽。服完第2剂后，患者唯觉乏力、纳食欠佳，余无不适。嘱停药，出院后可调理脾胃。

按：达原饮方出自明代医家吴又可所著的《温疫论》一书。原文："温疫初起，先憎寒而后发热，日后但热而无憎寒也。初得之二三日，其脉不浮不沉而数。昼夜发热，日晡益甚，头疼身痛。其时邪在夹脊之前，肠胃之后，虽有头疼身痛，此邪热浮越于经，不可以为伤寒表证，辄用麻黄、桂枝之类强发其汗。此邪不在经，汗之徒伤表气，热亦不减。又不可下，此邪不在里，下之徒伤胃气，其渴愈甚。宜达原饮。"论中明言达原饮主治瘟疫，且为瘟疫初起。

患者平素体健，近5天患病，以发热为主证，临证以外感病多见。从伤寒考虑，发热、恶寒、头身疼痛，可见于伤寒太阳表实证，但太阳表实证的舌苔不应该厚腻。本案患者头痛如裂，太阳表实证也可以表现为头剧痛如裂，但病至头痛如裂的前提是"体若燔炭"，绝无点滴之汗，而该患者有汗。从温病考虑，发汗、恶寒、有汗不畅、周身不畅，结合舌苔厚腻，可见于湿温。湿温病可见头痛，但多是闷痛、憋痛，极少见头痛如裂。本案患者表现特殊之处在于头痛如裂。头痛如裂多见于疫病，以瘟疫多见。结合舌苔厚腻，考虑邪伏膜原，故选用达原饮方加减。案中处方，尽管只有7味药，实由3方组合而成，分别是透达膜原的达原饮、和解表里的小柴胡汤、清利湿热的六一散。主方当是达原饮方，主药当是厚朴、槟榔、草果。

（10）达原饮治发热，以舌苔为辨

崔某，男，8岁，因发热两天就诊。

患者发热两天，口服中药2剂，热不退，伴见咽痛、乏力、纳差，无恶寒，无大便不通。舌质红，苔厚腻，脉细弦。

证属外感风热、中焦湿阻。治以疏风清热、化湿畅中为法，方用达原饮方加减。

方药：厚朴 9 克，炒槟榔 12 克，草果 6 克，柴胡 9 克，黄芩 9 克，蝉蜕 9 克，僵蚕 9 克，牛蒡子 9 克，生甘草 2 克。2 剂，水煎服，药后热退纳复而愈。

按：吴又可笔下的达原饮证，为热病初起即见者。临证常见部分外感热病，初起舌苔不厚不腻，经滥用或误用抗生素、解热镇痛药、清热解毒类中成药和中草药，往往可见舌苔转厚腻者。高建忠教授临床常用达原饮方加减治疗经误治不愈而见舌苔厚腻、大便不结之发热类病变。

本方实为达原饮合升降散方。两方均可治伏邪温病，治瘟疫，治外感温病。临床中也常将两方合用。如病邪有出表之机，可以用达原饮加僵蚕、蝉蜕；如病邪有入里之机，可以用达原饮加姜黄、大黄；如病邪表里分传可以达原饮合升降散全方，类似于三消饮。但三消饮意在"消内、消外、消不内外"；达原饮合升降散在消内、消外之余还有升清阳、降浊阴的作用。两方的区别在于：达原饮的病位在半表半里，若治疗内伤病，其病位在中焦；升降散的病位在上、中、下三焦。达原饮起病可见憎寒、壮热；升降散起病可见三焦热证，无憎寒的表现。达原饮治瘟疫初起，邪伏膜原；升降散普遍适用于瘟疫的各个阶段。达原饮治瘟疫有明确禁下、禁汗的约束，有主次、标本、先治后治的区别；升降散治瘟疫意在通过升、降、出、入四个通道使病邪溃散。简而言之，达原饮更像一张专病方，升降散更像一张示例方。

（11）三仁汤治湿热在肺

王某，男，46岁，因发热1周就诊。

患者近1周精神欠佳，周身不适，每日下午6时左右开始出现恶寒，渐发热，至9时左右体温上升至39℃左右，口服退热药汗出热退。伴见口干多饮，咽干咽痛，时有咳嗽。静滴抗生素6天，效果不显。舌质淡暗，舌苔薄白腻，脉浮濡。

证属湿阻肺卫，表里不和。治以宣肺化湿，和解表里，方用三仁汤合小柴胡汤加减。

方药：炒杏仁12克，白蔻仁（后下）6克，生薏苡仁15克，姜半夏9克，厚朴9克，通草3克，滑石（包煎）15克，柴胡12克，青蒿12克，黄芩12克，蝉蜕9克，桔梗12克。5剂，水煎服。

当日分两次进服1剂，恶寒、发热即明显减轻。服3剂即诸症俱退，周身清爽。5剂服完，停药。

按：本案从恶寒、发热有时，伴见口干、咽干，较易辨为少阳病小柴胡汤证，但患者并不表现出口苦，脉象也不显弦。根据周身不适、时有咳嗽、舌苔白腻、脉象浮濡，且发热出现于下午，可辨为三仁汤证，结合恶寒、发热定时有序、口干咽痛，考虑有表里不和、少阳郁热，故选用三仁汤合小柴胡汤加减治疗。值得注意的是，本案治疗用药中，不仅养阴生津药不可轻用，即使是小柴胡汤中的温补药，也不可使用。补则留湿助湿，气机无由宣畅。

三仁汤方体现了中医治疗学中的"湿热治肺"一大法则。在藏象学说中，肺为五脏六腑之华盖，主通调水道，为水之上源。依常理推断，湿热从肺论治当为医者临证惯用之法。然而，临证医者更为熟知的是脾居中焦，主运化水湿，湿热从中焦论治。叶天士在临证实践中认识到"温邪上受，首先犯肺"。吴鞠通在研读叶天士著作的基础上，尽管指出湿温病"中焦病最多"，但明确提到湿温病有在上焦者，治疗"惟以三仁汤轻开上焦肺气，盖肺主一身之气，气化则湿亦化也"，创立三仁汤方。后学石寿棠在《医原》中，对外感湿热证的治疗提出："治法总从轻开肺气为主，肺主一身之气，气化则湿自化，即有兼邪，亦与之俱化……湿热治肺，千古定论也。"不知石氏从何得出"千古定论"，但此语一出，"湿热治肺"被后世医家所传承。

（12）甘露消毒丹治湿热弥漫三焦

彭某，女，11岁，因发热1周余就诊。

患者8天前无明显诱因出现恶寒、发热，左侧腮腺区肿痛，就诊于他院，诊断为"腮腺炎"，给予静滴抗生素及对症治疗 6 天，诸证渐缓解。昨日下午无明显诱因出现恶寒、发热，伴见右侧腮腺区肿痛，自服抗生素及退热药后，今日来诊。诊见：急性病容，恶寒，发热，右侧腮腺区疼痛，双侧腮腺区肿胀，右重左轻，双侧颌下淋巴结肿大，咽干不利，纳食欠佳，脘腹痞胀，大便少。舌质红，舌苔白厚腻，脉细数。

证属湿热弥漫三焦，热毒壅滞少阳。治以分消湿热，清解热毒为法，方用甘露消毒丹加减。

方药：藿香 9 克，白蔻仁（后下）6 克，生薏苡仁 12 克，滑石（包煎）15 克，通草 3 克，石菖蒲 9 克，黄芩 9 克，连翘 12 克，浙贝母 12 克，柴胡 9 克，僵蚕 9 克，蝉蜕 9 克，炒莱菔子 12 克。7 剂，水煎服。

二诊：就诊当日服药 1 剂，当晚发热、恶寒即退。现腮腺区肿痛俱消，纳好，便调，无不适。舌质淡红，舌苔薄白腻，脉细缓。以保和丸加减调中善后。

按：甘露消毒丹为温病名方。王孟英在《温热经纬》中说："此治湿温时疫之主方也。"本案属温病"大头瘟"，治疗选用甘露消毒丹方加减。本方处处注重气机的流通，注意恢复气机的升降，在这点上，与李东垣普济消毒饮方的组方立意相同。或问：为何选用甘露消毒丹而不选用普济消毒饮治疗？甘露消毒丹与普济消毒饮都为治疗疫毒而设，当代医家冉雪峰在《历代名医良方注释》中对二方做了比较："此方较普济消毒饮，尤为清超，彼侧重通外，此侧重清内；彼为清中之浊，此为

173

清中之清。细译方制，微苦而不大苦，清利而不燥利，举重若轻，妙婉清灵，迥非庸手所能企及。普济方通外，而不遗清内；本方清内，而不遗通外。学者深维其所以然之故，则因应咸宜，头头是道矣。"从方证角度分析，普济消毒饮证着重于疫毒壅滞上焦，而甘露消毒丹证侧重于湿热弥漫三焦。本案中，尽管疫毒壅滞于上焦，但有脘腹痞胀见症，且舌苔厚腻，显为湿热弥漫之象。方中加蝉蜕、炒莱菔子，有合用升降散之意，手法效仿杨栗山治大头瘟以普济消毒饮合升降散。以生薏苡仁代茵陈，通草代木通，浙贝母代川贝母，去薄荷加桔梗，为高建忠教授惯用加减。

又问，本案可不可以选用三仁汤加减治疗？甘露消毒丹与三仁汤都为治疗湿热病证的名方。方书多谓二方证区别在于湿热之多寡，甘露消毒丹用于湿热并重者，三仁汤用于湿重于热者。然临证用方多为随证加减，倘甘露消毒丹减用清热药，是否可以治疗三仁汤证？三仁汤加用清热药，是否可以治疗甘露消毒丹证呢？三仁汤证为湿热困阻于肺表，见症杂乱但不离肺表，主要为邪阻肺表、气机不畅表现。而甘露消毒丹证为湿热弥漫三焦，且伴热毒为患。见症也可见到邪阻三焦，气机不畅之表现，表现于肺表气机不畅时与三仁汤见症类同，但甘露消毒丹证突出表现为湿热困阻中焦和热毒壅滞上焦。本案之所以选用甘露消毒丹而不用三仁汤的原因在于有热毒壅滞上焦之肿痛和湿热壅滞中焦之脘腹痞胀和苔厚腻。

（13）三仁汤与九味羌活汤

李某，男，48岁，因发热30余天就诊。

血常规提示白细胞（WBC）分类高，C反应蛋白高，但不能找出确切病灶。骨髓检查提示："分叶核比例高，淋巴细胞比例低。"临床不能明确诊断。每日下午发热较甚，体温超过39℃，伴肌肉酸痛，无明显恶寒。使用抗生素，可使体温降低至37~38℃，但不能恢复正常。饮食、大小便基本正常，咽欠清利，有少量痰，但咳嗽不明显。较长时间的发热对精神影响并不大。舌质暗红，舌苔薄白腻，脉细稍数，不浮不沉。

辨证考虑湿热困阻上焦，影响气机出入。治以清化湿热、恢复气机升降出入为法，方用三仁汤加减。

方药：炒杏仁12克，白蔻仁6克，生薏苡仁15克，姜半夏9克，厚朴9克，通草3克，竹叶3克，滑石18克，柴胡12克，生石膏24克。5剂，水冲服（使用中药配方颗粒）。日1剂，每日上、下午各服1次，同时停用所有西药。

二诊：服药期间，体温波动于37~38℃，未出现高热，咽部清利些，仍有肌肉酸痛，较前减轻，无明显汗出。舌质暗红，舌苔白（腻苔稍退），脉浮弦稍数。考虑到脉现浮象，肌肉仍有酸痛，无明显汗出，改用开表清里、清化湿热为法，仿九味羌活汤组方法。

方药：羌活9克，防风9克，独活9克，生苍术9克，柴胡12克，生石膏30克，牛蒡子15克，僵蚕9克，蝉蜕

9克，生黄芪9克，生甘草3克。5剂，水冲服。

三诊：服上方第1剂后体温恢复正常，近5天未发热，肌肉酸痛渐缓解，纳食好，大小便正常，精神好，余无明显不适。舌苔薄白，脉细缓。稍事调理脾胃、清化余邪收功。

按：高热1月余，中医、西医诸法遍用而无功，该如何考虑？久热伤正，久病多虚，治疗当从"内伤"着眼？但初诊时，患者并无明显"虚"象，精神不垮。考虑内实、内热？似乎也没有明显"实"象，脉不洪，也非有力，腑气也非不畅。补益不可，清泻也不可，可以"开表"？但脉细不浮，总觉开表容易伤正而无功，一旦正损而邪不去，后续治疗会更无头绪。思考及此，仍从治疗"外感"入手，抓住"湿热""肺"这两个关键点，选用三仁汤加减，恢复周身气化。之所以加用柴胡、石膏，是基于湿热不盛而高热久延（湿热不盛之发热，低热较为多见）。三仁汤方加减不辱使命，转方体温即恢复正常，也许继续使用三仁汤方加减体温也可正常，但肌肉酸痛不一定可以完全缓解。湿气渐化，气机渐开，脉显浮象，与肌肉酸痛合参，表气不畅自在情理之中。湿热困表，表气不畅，抓住"湿热""表"这两个关键点，选用九味羌活汤治疗当为常法。因头不痛，而主证是肌肉酸痛，因此不用原方中之细辛、白芷、川芎，而改用独活、柴胡。湿热之象不甚，表闭之象不甚，而高热持续日久，应该考虑内热（尽管内热之象也不典型)。清化内热,不用黄芩、生地黄,而改用生石膏、牛蒡子、僵蚕、蝉蜕,有"升降散"方意,于清化中含升降,更利于气机的恢复。方中加用黄芪一味,似有"蛇足"之嫌。但考虑到高热日久,方中祛邪之力较大,即使无明显正虚,佐用小剂似也合理。

三仁汤与九味羌活汤两方,都可以治疗由风湿热邪引起的病证,只是病位有别。三仁汤方作用部位主要在肺,九味羌活汤方作用部位主要在表。但肺气郁闭可致表气不畅,表气不畅也可影响肺气宣降。同时,两方证所见舌象都可以是薄腻苔,脉象都可以不典型("湿热为病,脉无定体")。高建忠教授于临床中,对于部分不典型病证通常会涉及两方证的鉴别、取舍。

(14)甘露消毒丹加减治湿热发热

耿某,女,61岁,因间歇性发热、恶寒5天就诊。

患者于5天前劳累后(春节前收拾家)出现恶寒、发热,自服"正柴胡饮冲剂"缓解。于昨晚恶寒、发热又作,先恶寒,后发热,伴见咽痛、无汗、全身不适。舌质暗红,舌苔黄白腻,脉濡数。

证属湿热内郁,气机不畅。治以清化湿热,调畅气机为法,方用甘露消毒丹加减。

方药:藿香12克,白蔻仁(后下)6克,生薏苡仁15克,滑石(包煎)18克,木通3克,石菖蒲9克,黄芩12

克，连翘 15 克，浙贝母 12 克，射干 12 克，柴胡 12 克，桔梗 9 克。2 剂，水煎服。

二诊：服上药后全身舒适，已无寒热，尚觉咽痛，口黏。舌质红，舌苔尚薄黄腻，脉缓。

表里气机已和，湿热尚未清利。继以清化湿热为法，方用苍麻丸加减。

方药：生麻黄 3 克，苍术 9 克，桔梗 12 克，炒莱菔子 12 克，浙贝母 12 克，射干 15 克，滑石（包煎）15 克，黄芩 12 克，木通 3 克，竹叶 3 克，生甘草 3 克。3 剂，水煎服。药后无不适，舌苔转薄白，痊愈。

按：理论上讲，北方气候干燥，外感湿热机会极少。于是，医生临证治疗感冒，多重视风寒、风热、燥邪、正虚等，往往不重视湿热。甚至明明见舌苔黄腻，也常常会视而不见。考湿热来源，可以是外感，而更多的见于内生，或因于饮食不慎、不节，或因于脾运不足，或因于药误，或因于体质等。判定湿热的重要指征为舌苔腻，或黄或白，或黄白相兼。而脉象往往多变，不足为凭，正如古人所说"湿热为病，脉无定体"。治疗上，高建忠教授多用甘露消毒丹方化裁。若恶寒、体痛等全身症状较重时，可暂用达原饮方。若全身症状已解，以咽喉部及呼吸道局部症状为主时，或可选用苍麻丸方加减。

初诊方用甘露消毒丹加减，加用柴胡配黄芩有调畅三焦气机之意。二诊方用苍麻丸加减，重在清化痰湿热，恢复肺气宣降。湿热内郁，极易在肺系化痰而成痰湿热。初诊方重在缓解全身症状，二诊方重在缓解局部症状。患者初诊时咽痛明显，按常法使用银翘散方绝对可以见效，但助邪、留邪，不能治愈。初诊选方投药如着眼于缓解咽痛，也容易见效。高建忠教授每遇局部症状伴有全身症状时，往往着眼于先治疗全身症状，再缓解局部症状，疗程较短而不易留邪、不易反复。

（15）补中益气汤治虚人外感

何某，女，28岁，因感冒半月就诊。

患者素体不健，感冒后杂用治感冒药和抗生素，半月不解。诊见恶风、自汗、神疲、纳差。舌质淡红，舌苔薄白，脉细缓。

证属气虚邪留。治以益气升散为法，方用补中益气汤。

方药：生黄芪15克，党参6克，当归12克，生白术9克，陈皮6克，升麻6克，柴胡6克，炙甘草3克。3剂，水煎服。嘱药液趁热服，服后捂被休息。药后病愈。

按：患者主证恶风、自汗，类似太阳中风桂枝汤证，但脉象不浮，不可辨为太阳中风。《伤寒论》明言："太阳之为病，脉浮，头项强痛而恶寒。"临床辨证不可单凭脉，但无脉象断不可下药。《伤寒论》中以脉定治法、用方的条文颇多，比如"结胸证，其脉浮大者，不可下，下之则死。""假令尺中迟者，不可发汗。"等等。李东垣凭脉分别外感、内伤，坦言"以此辨之，岂不明白易见乎"。

患者素体不健，久病不愈，脉弦细缓，辨为内伤病。李东垣在《内外伤辨惑论》中提及："以手扪之而肌表热者，表证也。只服补中益气汤一二服，得微汗则已。非正发汗，乃阴阳气和，自然汗出也。"补中益气汤可以治疗表证，其临床表现可以为高热也可以为低热或不发热，但这一表证一定是在内伤基础上出现的。后世医家扩大了补中益气汤的运用范围，认为此方可以治疗虚人感冒、老人感冒、小儿感冒，其本质就是治疗虚人外感。明代医家赵献可曾评论此方："……东垣深痛其害，创立此方。以为邪之所凑，其气必虚，内伤者多，外感者间有之。纵有外邪，亦是乘虚而入，但补其中，益其气，而邪自退，不必攻邪……倘有外感而内伤不甚者，即于本方中酌加对证之药，而外邪自退。"（《医贯》）

至于"得微汗"，如果单纯是内伤病，服用补中益气汤是不会出汗的；只有在内伤基础上兼有外感，服用补中益气汤会微出汗，病随汗解，这是表证痊愈的一个特点。补中益气汤没有出汗的作用，方中升麻、柴胡用量极少，作用在升阳而非表散，但服用补中益气汤后人体内的阴阳气和，故自然汗出。

（16）当归补血汤治气虚发热

患者，女，37岁，产后40余天，因发热1周就诊。

经静滴抗生素，发热不退。诊见：发热，体温达39℃以上，无明显恶寒，有少许恶风，汗出较多，纳食减少，大便欠畅，精神尚可。恶露已净，腹无不适，乳房无胀痛。口干咽干，不喜多饮。舌质淡红，舌苔白，脉大沉取无力。

辨证为气虚发热。予当归补血汤加减治疗。

方药：生黄芪30克，当归6克，炒鸡内金15克，牛蒡子15克。2剂，水煎服。24小时内服用2剂。

次日就诊，发热已退，汗出减少，反有疲累感。舌质淡红，舌苔薄白，脉细缓。处以补中益气汤加减调理脾胃。

方药：党参9克，炙黄芪15克，生白术15克，当归9克，陈皮9克，升麻3克，柴胡3克，炒鸡内金15克，枳壳9克，炙甘草3克。7剂，水煎服。药后无不适，停药。

按：当归补血汤出自金元医家李东垣的《内外伤辨惑论》。原方主治热证，"当归补血汤：治肌热，燥热，困渴引饮，目赤面红，昼夜不息。其脉洪大而虚，重按全无。"后世多称当归补血汤治"血虚发热"。但血虚，临床可见头晕眼花、面淡唇淡、心悸经少、舌淡脉细等；血虚发热，可伴见五心烦热，夜间身热，口干不喜多饮等症。很显然，"肌热燥热""目赤面红""脉洪大而虚"不是血虚的表现。从脉象上来看，血虚脉细，气虚脉弱；血虚有热可见脉细数，气虚有热可见脉洪大而虚。综合分析，当归补血汤更像是一张治疗气虚发热的方子。

患者症见发热、汗出、脉大，但脉沉取无力，不考虑阳明病白虎汤证；不恶寒，不考虑太阳中风桂枝汤证；结合产后、经抗生素治疗等，辨为内伤病。内伤病汗多、脉大，辨为气虚证，若无汗、脉细，辨为血虚证。本案辨为气虚发热。用当归补血汤治标，用补中益气汤治本。前者仅关注身热、汗出，重在祛邪；后者关注精神状态，疲乏、身困，重在扶正。

产后发热的原因有很多，《医宗金鉴》总结妇人产后发热的原因有以下几点："饮食太过，则伤食发热，症见胸满呕吐恶食；外感寒邪，则外感发热；恶露不去，瘀血停留，则瘀血发热；产后失血过多，则血虚发热；生产时用力太过，则气虚发热；乳出不畅也可导致发热。"

（17）升阳益胃汤治身有燥热

患者，女，36岁，初冬就诊。

平素体弱，近半月余四肢困乏，身有燥热感，腰背困痛，咽干，纳食尚可，大便日1次。舌质淡暗，舌体偏大，舌苔薄白腻，脉细缓。患者有冬季反复咳嗽病史。

证属气虚湿阻，阳气不伸。治以益气化湿，升达阳气为法。方用升阳益胃汤加减。

方药：党参6克，炙黄芪9克，生白术6克，茯苓6克，姜半夏6克，陈皮6克，炒白芍6克，羌活1克，独活1克，柴胡1克，防风1克，黄连1克，生薏苡仁9克，炒鸡内金9克，炙甘草1克。7剂，水冲服。药后精神好转，周身清爽，燥热感已无。

按：本案辨证困难，四肢困乏似阴证、虚证，身有燥热感又有阳证之嫌。依脏腑辨证、六经辨证似乎难以辨别。病发于初冬，山西太原室内已有暖气，但尚未下雪，"秋燥"气候仍在延续。患者平素体弱，每届冬季咳嗽反复，可知阳气不足。四肢困乏，脉象细缓，考虑脾虚气弱，阳气不达四末。舌体偏大，舌苔薄白腻，考虑脾虚有湿，同时湿阻也会影响阳气的布达。脾虚湿阻，阳气升浮障碍，可引起周身不清爽、腰背困痛感。气弱被郁，阳气不伸，而阴火内生，故见身有燥热感。选用升阳益胃汤益气化湿，升达阳气。其中，"身有燥热"是本病选用升阳益胃汤的关键，提示肺气郁闭，阳气不伸。方中各药用量极小，意在顾护脾胃，不使药邪伤正。

升阳益胃汤出自金元医家李东垣的《内外伤辨惑论·卷中》。原方主治肺脾气虚证，"脾胃虚则怠惰嗜卧，四肢不收，时值秋燥令行，湿热少退，体重节痛，口干舌干，饮食无味，大便不调，小便频数，不欲食，食不消；兼见肺病，洒淅恶寒，惨惨不乐，面色恶而不和，乃阳气不伸故也。当升阳益气，名之曰升阳益胃汤。"脾主运化，主升清；胃主受纳，主降浊。脾胃为气血生化之源。胃纳脾运功能失调，则"饮食无味""不欲食""食不消"；升清降浊功能失司，则"大便不调""小便频数"；气血化生不足，"怠惰嗜卧，四肢不收"；"湿热少退"，并非全退，湿热中阻，则见"体重节痛""口干口苦"。这是从脾胃本身的状态来进行的分析，以脾胃气虚为本，以湿浊困脾为标，虚在脾胃，实在湿困。

但是脾胃虚的同时伴随有肺气的不足。秋燥令行，由夏浮转为秋降，一方面，脾胃气虚，转化不足，致肺虚；另一方面，湿热内滞，肺道不畅。肺主皮毛，辨析肺的状态，气机在皮毛的布化与出入是否正常是很重要的一个方面。肺虚，宣降失和，不能布化于皮毛，温煦皮毛不足，症见"洒淅恶寒，惨惨不乐，面色恶而不和"。肺气不足的原因是脾胃之气不足，阳气不能上升外达，因此说"乃阳气不升故也"。此处升阳，既包括使阳气上升外达，即"伸"阳，使阳气舒展；也包括恢复中焦气机升降，即恢复"脾升"；益气，既包括补益肺气、胃气，也包括运脾和胃，即恢复"胃降"。故而升阳益胃汤方证的病机可归纳为：脾胃的升降障碍和肺气的宣降障碍。因此在治疗上，一方面当补中升清促使脾气转化；另一方面当清化湿热助肺气宣降。

（18）清暑益气汤治暑月发热

患者，男，14岁，暑月（6月）就诊。

间歇性四肢软瘫半年，多次去医院急诊，被诊断为低钾血症，经补钾治疗可缓解。反复请假，影响学习。诊见面白体瘦，四肢乏力，纳食少，大便黏，易汗出，夜间入睡后身热、汗出明显。舌质淡红，舌苔薄白腻，脉细缓。前医用补中益气汤治疗，服用后口舌生疮，停药。

证属脾胃气虚，湿热内郁，气机升降出入障碍。治以补中益气，清化湿热，升清降浊，方用清暑益气汤加减。

方药：人参9克，炙黄芪15克，当归9克，生白术9克，升麻3克，葛根9克，泽泻9克，焦神曲15克，麦冬9克，五味子6克，青皮6克，陈皮6克，黄柏6克，炙甘草3克。7剂，水冲服。

药后纳食增加，夜间身热、汗出减少。初诊方黄柏改为3克，继服14剂。此后间断服用28剂，纳食渐增，身体渐壮，软瘫未发。

按：患者症见面白体瘦、四肢乏力、纳食少、舌质淡红、脉细缓，辨证属脾胃气虚证无疑。但舌苔薄白腻，提示内有湿邪；入睡后身热、汗出，提示内郁阴火，故仅用补中升清的补中益气汤无效，反而会加重湿热郁滞，出现口舌生疮。方选东垣清暑益气汤，治在内伤病的基础上暑天发病或伤暑而发的病证。患者病发于暑月（6月），暑热伤及卫气，致身热、汗出，以炙黄芪补肺气，以人参、陈皮、当归、炙甘草补脾气；湿热外入，以生白术、泽泻、黄柏祛湿清热；气虚湿热致升降失常，用升麻、葛根、焦神曲、青皮升清降浊畅中，其中升麻、葛根升清可解肌热，青皮、焦神曲降浊可消食积；暑热耗气伤阴，用五味子、麦门冬合人参益气养阴敛汗。

清暑益气汤，出自《内外伤辨惑论·卷中》："时当长夏，湿热大胜，蒸蒸而炽。人感之多四肢困倦，精神短少，懒于动作，胸满气促，肢节沉痛；或气高而喘，身热而烦，心下膨痞，小便黄而少，大便溏而频；或痢出黄糜，或如泔色；或渴或不渴，不思饮食，自汗体重；或汗少者，血先病而气不病也。其脉中得洪缓，若湿气相搏，必加之以迟，迟病虽互换少差，其天暑湿令则一也。"

暑热伤气则见四肢困倦，精神短少，懒于动作，胸满气促，气高而喘，身热而烦，口渴，自汗，脉洪。湿热伤人则见四肢困倦，肢节沉疼，心下膨痞，小便黄而数，大便溏而频，痢下，不渴，不思饮食，体重，脉洪缓。如湿胜则脉迟。诸证表现不一，但都是由气虚湿热引起的，在气虚湿热基础上升降浮沉失序。故而用清暑益气汤补气阴，祛湿热，复升降，为治疗内伤病而设。温病学家王孟英不明李东垣清暑益气汤治内伤之理，在《温热经纬》中说："东垣之方，虽有清暑之名，而无清暑之实"，又立一张清暑益气汤，与本方大为不同。

（19）封髓丹治相火热

患者，女，78岁，冬月（12月）就诊。

主诉近几年"火大"，时轻时重。自觉头热、身热，常需盖单被、穿单衣。时发咽痛、牙痛，近1月来间歇性鼻衄。口舌干燥，常饮"凉白开"，平素喜食水果。精神尚好，易心慌，手足心常热。纳食好，睡眠尚可，"上火"较甚时大便干燥，凌晨4至5时必须起床大便，大便不成形。舌质淡暗，舌苔白，脉弦大。

证属阳虚阴盛，肾燥不合，相火妄动。治以温阳潜阳，益肾泻火，方用封髓丹合附子甘草龙牡汤加味。

方药：制附子（先煎）12克，砂仁（后下）12克，黄柏12克，生龙牡（先煎）各30克，牡丹皮15克，炙甘草12克。14剂，水煎服。

二诊：药后头热、身热明显减轻，自觉周身舒适许多，口舌干燥减轻，饮水减少，咽痛、牙痛不明显，鼻衄未发。舌象同前，脉大稍减。初诊方去牡丹皮，继服14剂。药后诸症渐平，停药。

按：患者高龄体弱，久治不愈，初诊时颇感棘手。症见头热、身热、咽痛、牙痛，而晨泻、舌淡、脉弦大，当属阳虚阴盛、真寒假热之证，当以温振阳气、破阴纳阳为治。但仔细辨识，患者喜饮"凉白开"，喜食水果（瓜果属阴），手足心常热，且精神并未出现少阴病之"但欲寐"，据此认定，证中之热并非全部为假热（不除外假热），有真热在内，即相火。明确有无相火的意义在于是否可以选用黄柏。相火因何而来？源于肾燥。肾燥源于阴盛，阴盛源于阳虚。治疗上，以封髓丹加牡丹皮益肾泻火，合附子甘草龙牡汤温阳潜阳，取效快捷。

结语：

治疗发热，首先需辨别是外感发热，还是内伤发热。外感发热，需辨伤寒、温病。病在太阳，可选择麻黄汤、桂枝汤，也可选择九味羌活汤、荆防败毒散等，区别在于麻黄、桂枝长于祛寒，羌活、防风长于祛湿，荆芥、防风长于祛风。病在少阳，可选择小柴胡汤，小柴胡汤又可治虚人外感、老人外感、小孩外感、经期发热等，究其原因与小柴胡汤证的成因有关。《伤寒论》中提到小柴胡汤的病机时说，"血弱气尽，腠理开，邪气因入，与正气相搏，结于胁下……"形成小柴胡汤证的原因是"血弱气尽""邪气因入"。故小柴胡汤方中用人参、生姜、大枣、炙甘草补虚，防止邪气由阳入阴，由三阳病转化为三阴病。但时移世易，今日临床中通常不需补虚，反需祛邪，故常见小柴胡汤合二陈汤、平胃散、保和丸等。伤寒有病在半表半里之少阳，温病有病在半表半里之膜原，以舌苔厚腻或苔如积粉为辨，用达原饮。达原饮可治瘟疫，升降散也可治瘟疫，但达原饮治瘟疫初起，升降散治瘟疫各个时期，两者常可合用。

三焦辨证法虽为吴鞠通所创，主要用于温病，但伤寒病，或是伤寒夹有温病也可使用，三拗汤加味治疗邪在上焦的病证即为高建忠教授常用手段。对于温病而言，银翘散治上焦病、三仁汤治上焦病，达原饮治中焦病，甘露消毒丹、升降散治三焦病。至于内伤发热，高建忠教授推崇东垣学说，临床时时注意顾护脾胃。单纯的气虚发热用当归补血汤，需注意当归补血汤证类似白虎汤证，唯脉象不足为辨；在气虚的基础上有气机的升降障碍，用补中益气汤；同时兼有湿邪，用清暑益气汤；再叠加肺气不足，肺失宣肃，用升阳益胃汤。

主要参考书目

1.《伤寒九十论》

2.《蒲辅周医案》

3.《素圃医案》

4.《经方实验录》

5.《临证心得》

6.《治验回忆录》

7.《医林锥指》

8.《王修善临证笔记》

9.《名方广用》

10.《门纯德中医临证要录》

11.《熊寥笙中医难症诊治心得录》

12.《中国百年百名中医临床家丛书·余无言》

13.《中国百年百名中医临床家丛书·李克绍》

14.《中国百年百名中医临床家丛书·胡天雄》

15.《伤寒方临床阐述》

16.《经方发挥》

17.《湖岳村叟医案》

18.《医验录初集》

19.《伤寒论汇要分析》

20.《伤寒六经病证治验选录》

21.《熊继柏临证医案实录》

22.《从内经到临床》